がんと死の錯覚

～私の十年間・振り返り～

元サイコ・オンコロジスト
さとう たけし

佐賀新聞社

Contents

目次

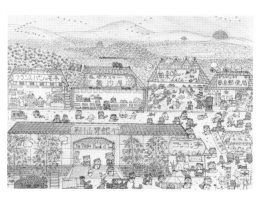

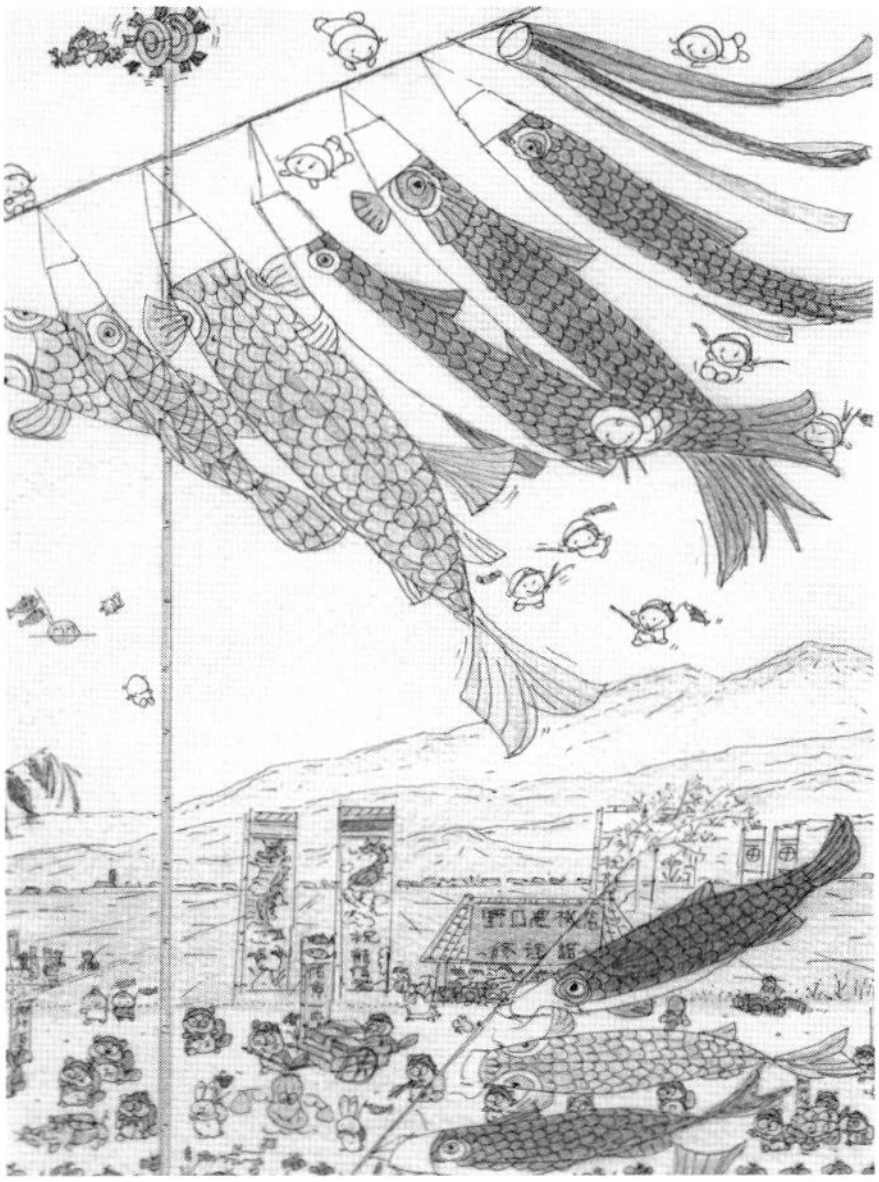

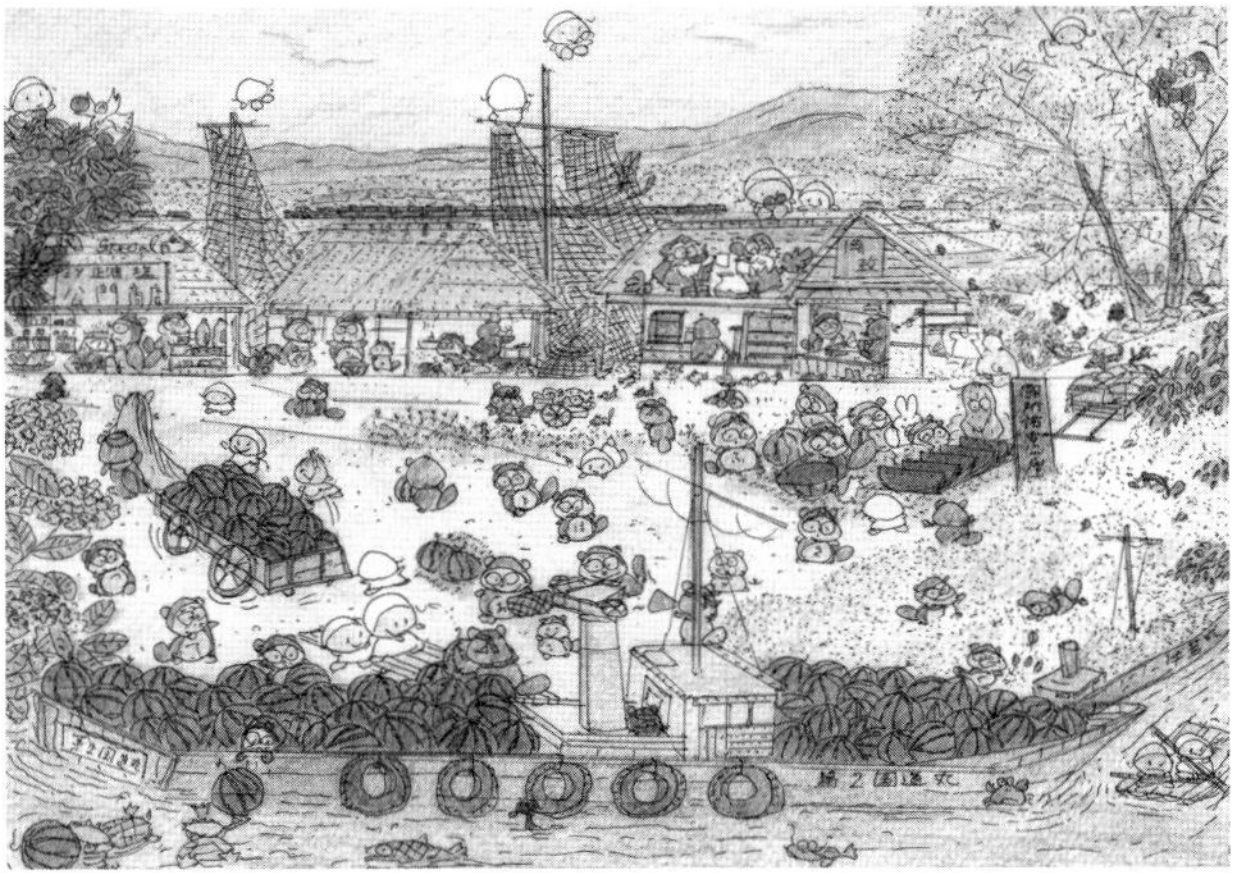

序文

著者佐藤武先生が「がんと死の錯覚」を題目に選ばれた時、先生が佐賀大学教授から九州大学教授になられたからこの名前を選択されたのかなと、ふとした「錯覚」を抱いてしまいました。というのは、私が戦後25年目に九州大学医学部に入学し、戦時中のいわゆる「九大生体解剖事件」を知り、このことを「原罪」として背負い、医師として生きていかなければならなくなったからです。一流の大学と思い入学したのに、それが重荷となるとは。これも「錯覚」に惹《ひ》きつけられた一因です。

70才代迄、重荷を背負って、医学・医療について全力疾走をしている今、目の前に「がんと死の錯覚」が現われました。

（過去）以前は、がんと聞けば、どうなるのか？家族は？仕事は？と不安に苛まれ、うつ状態になって、救いを求めるのは、せいぜい宗教くらいだったのです。

（現在）多くの治療法が効果を上げる癌やどうしようもなく、手の打ちようもない癌がみられ、生と死の不安がより強くなっている現在は混沌とした状態で、佐藤武先生の奮闘記と共に、先生が経験された患者さん達の記録により、やっと「がんと精神の関係」にスポットが当てられたわけです。

（未来）現在、がんと精神の関係を示すエビデンスがありません。どちらも状態を表すものに実数値が使えずにグレードやクラスという段階の数量化しかできていないため、いずれＡＩ（人工知能）を用いた解析がされ、その意味でも多くの症例が必要となってきます。その意味では、エッセイ風のこの本は「がんと精神の関係」を解く新たな一頁になるものと期待しております。

ＳＡＧＡなんでも相談クリニック

院長　**福本　純雄**

はじめに

　私は五十三歳のとき、左腎臓がんと診断され、左腎臓全摘出術を受けました。東日本大震災の年と重なります。現在、六十四歳。手術に八時間半ほどかかりました。それまでは、ほとんど病気知らずの健康体で、まさか自分ががんになるとは思っていませんでした。その頃、マラソンに没頭し、走った後のすがすがしい爽快感に癒やされ、マラソン仲間と三回ほど、ホノルルマラソンを完走しました。その後、なぜ私はがんになったのかを真剣に考えるようになったのです。今も新聞のお悔やみ欄をみて、私より若くして亡くなられた方を見つけると、手を合わせることにしています。もっと早くがんが見つかっていれば、こんなにならずにすんだかもしれないと思いながら、私は何度か死の覚悟をしました。化学療法も断り、好きなことに没頭して時間が過ぎていきました。気づいたら、十年の歳月が過ぎ、今は普通に暮らしています（職場環境は・・・）。その間、以前の職場の同僚や同期生が約十名、がんで亡くなるという辛い体験もしました。私の体験は「あるエリートのたわ言」かもしれませんし、星野源とガッキーのドラマ風にいえば、「自伝を書くのは恥だが、役にたつ」という精神に自惚れて、同じような悩みを抱えている方々の時間つぶしの読み物になればと思い、本書を書いてみようという気持ちになりました。第一線の医療現場で闘っておられる患者さんや医療者の方々には、「がん患者の超優等生」のように思えるかもしれませんが、ご勘弁願います。また、現在、日々がんと闘っておられる方々およびご家族におかれましては、がん経験者の自慢話と受け取られるかもしれませんが、そのこともご容赦願います。

私は医学部卒業後、精神医学教室に入局しました。うつ病、統合失調症、神経症などの一般的な精神疾患の診療に多くの時間を費やしました。その一方で、当時、コンサルテーション・リエゾン精神医学（相談連携精神医学）という新しい分野の活動が欧米で始まり、日本でも同じ活動が一九八八年に設立された「日本総合病院精神医学会」を中心として始まりました。私は、その活動の中心的な役割を担うことになったのです。最初の頃は、全診療科で、どの程度の睡眠導入薬、安定薬（抗精神病薬・抗不安薬など）、抗うつ薬が投与されているのか、徹底的に調べました。卒業して二、三年頃です。さらに、全診療科の医師に、精神科医にどのような援助を期待しているのかを聞き取り調査しました。また、全診療科の依頼があれば、すぐに駆け付け、患者さんの心理的な問題に対応してきました。これらの活動を通じて、「入院患者のための精神的ケア—全人医療のために—」(医学書院)を一九九〇年に上梓しました。また、一九八八年頃より、「日本サイコオンコロジー学会」が設立され、現在も毎年学会が定期的に開催され、がん患者さんへの調査や研究などの報告が発表されています。サイコオンコロジーの日本語訳は、「精神腫瘍学」です。ただ、私は二〇〇一年(四十三歳)に保健管理センターへ異動しましたので、それ以来、残念ながら、病院で、がん患者さんの診療に携わっておりません。

私は、がん患者さんの気持ちが本当にはわからないまま(中途半端な理解で)、傲慢にもがん患者さんの論文を書きました。苦しみを十分に理解していないのに、論文を書いたりしたことに対して、神様のお叱りをうけたのかもしれません。自分ががんにかかって、患者になると、どれくらい苦しいのか、たとえ手術をうけても、生涯、がんの再発の不安や抑うつを抱えながら、毎日を生きていかないといけないのか、がんに罹るということは、そんな単純なものではないことを教えてもらったような気がします。

本書では、自分の体験談を中心に記載いたします。話の構成上、大きく、①がんの診断を受ける数年前頃の自分、②がんの診断および手術を受けた頃の自分、③術後五年頃の自分、④がん再発（肺転移）の頃の自分、⑤肺転移が消失した頃の自分、⑥がん手術十年後の自分—のそれぞれの時期に自分がどのようなことを考え、どのような行動をとったのか、復習してみたいと思います。最後に、皆様方が私のような人生を辿られないように、どのようなことに注意を払えばよいのか、自らの体験から、参考になることを述べたいと思います。

令和三年十二月

さとうたけし

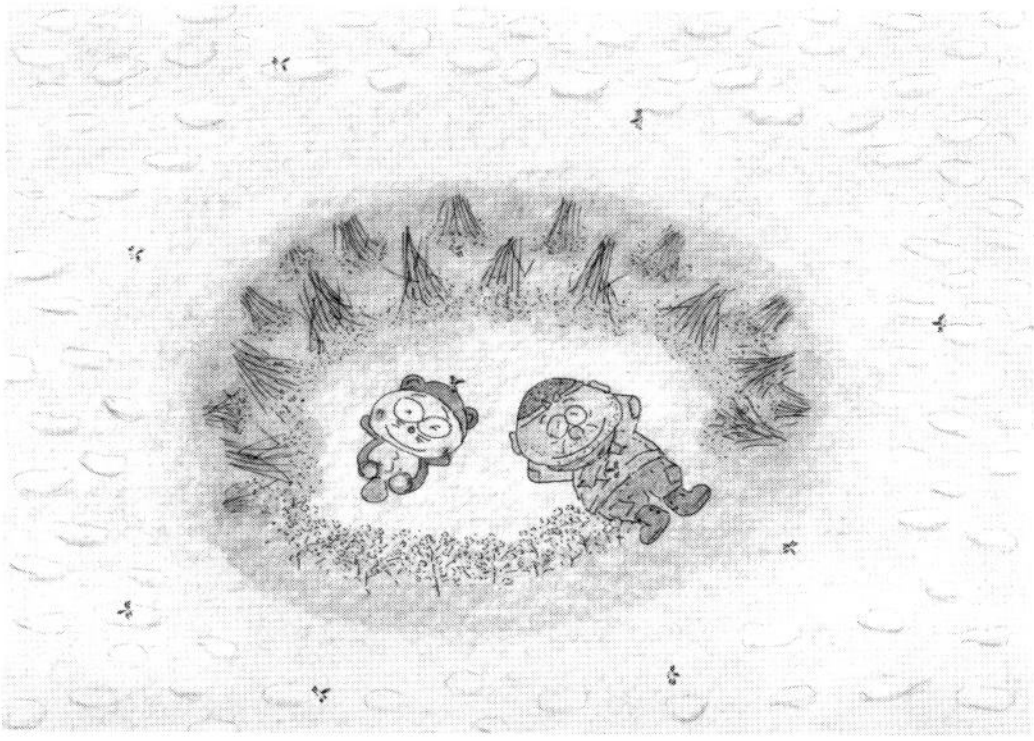

第1章
がんの診断を受ける数年前頃の自分

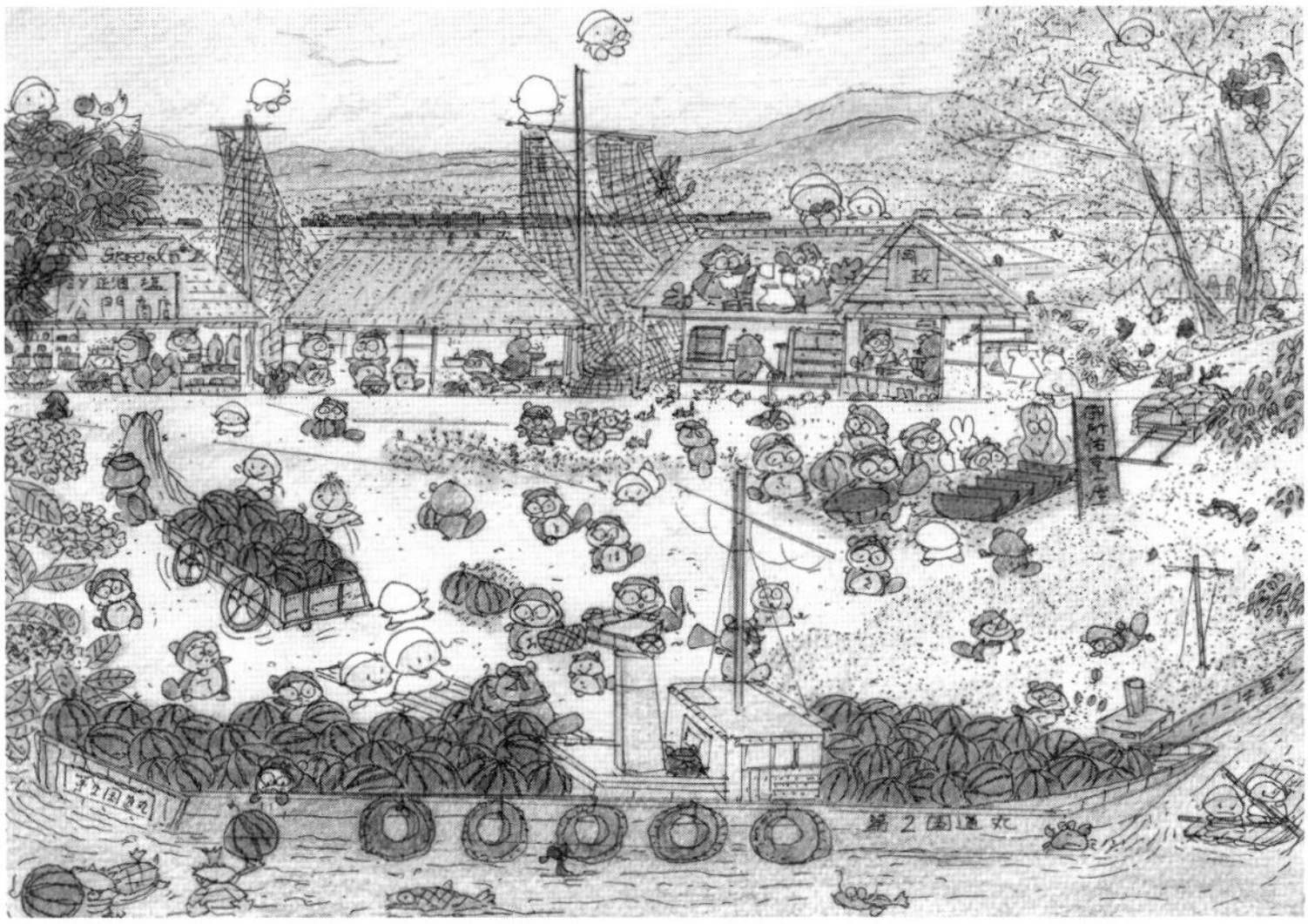

私は四十二歳に保健管理センターに異動し、すがすがしい気持ちで、学生および教職員の方々の健診やカウンセリング業務に従事していました。この頃は、医学部附属病院精神神経科に従事していた時と比べて、本当に健康的な生活を送っていました。病院勤務時代は、当直を年一四〇日くらい担当していましたので、不眠や昼間の眠気との闘いだったと記憶しています。

四十六、七歳頃、不思議なことに私は走ることに異常なほど快感を抱きました。毎週木曜日の仕事を終えた夕方に、佐賀県総合グラウンドに集まり、みんなと一緒に外周を二周ジョギングするのが常でした。おそらく、この時期にすでにがんの増殖が始まっていたのかもしれません。走った後の爽快感が楽しく、またみんなとの交流（おしゃべり）も楽しみでした。四十九歳の時、一時、日本を離れて、ニュージーランドのオタゴ大学医学部（ウェリントン）で、招聘教授として勤務しましたが、その時も毎日走っていました。おそらく、走った後に、発汗して、微熱が平熱に戻り、気分が楽になったのでしょうか（がんの成長を抑えていたのかもしれません）。五十一歳の時、ある事情から、学長選挙の推薦人になりました。全国集会のご挨拶をお願いした際、ご快諾いただき、東京まで来ていただき、開催のご挨拶をいただきました先生の推薦人になりました。しかし、選挙の結果は予想に反しました。私は、以来、職場のストレスを感じるようになりました。五十三歳の時、毎朝、体温を測ると、三十七度一分から三分の微熱に苦しむようになりました。また、体重も徐々に減少。五キロから七キロぐらい減りました。かかりつけの先生に受診すると、風邪でしょうといわれ、風邪薬と解熱剤を処方してもらいました。毎週、受診しましたが、一向に改善の兆しはありませんでした。その頃、○○大学総合安全環境機構の視察に行きましたが、その懇親会の時、ほんの少しお酒を飲んだだけで、トイレに駆け込み、ゲーゲーと嘔吐しました。普段から酒を飲む習慣はなかったのですが、数回もトイレに駆け込む結果となり、職場の同僚に大変心配や迷惑をかけたのではないかと申し訳ない気持ちでした。それから、一か月半過ぎた午後三時頃、とてつもない全身倦怠感に悩まされ、学生さんのカウンセリングを中断し、かかりつけ医に飛び込みました。この時の心境はただ事ではない。自分の身体も精神も限界だと感じました。初めは、「また受診ですか」という感じで、先生に迷惑をかけているとは思ったのですが、先生に「この症状は風邪ではないと思います。何か検査をしてください、お願いします」と懇願しました。かかりつけ医は同期生でしたので、「わかりました。それでは腹部エコー検査をしましょう」と快く引き受けてくれました。肝臓、腎臓と調べている最中に、先生は診察室で大きな声で「ごめん！」と叫びました。左腎臓の隣に長径八センチの腫瘤があるといいました。腎臓は一般に長径十三センチぐらいなので、それと変わらないくらいの病変があったのです。すぐに、先生は大学病院へ電話され、泌尿器科に予約され、私は翌日、受診し、そのまま即入院。一日の精密検査を受け、二日目には、左腎臓全摘出術＋腫瘍摘出術を最新手術設備である内視鏡下手術支援ロボット「ダビンチ」を用いて、八時間半の手術を受けることができたのです。この時の心境ですが、何とも言えない全身倦怠感がとれるのならば、全身を切り刻んでもよいという覚悟で、手術に臨みました。

この何ともいえない倦怠感は、のちになって思い返すと、がんの初期症状だったといえるのでしょうか。運動すること、走ることによって、免疫機能が高まることはわかっています。また、この倦怠感は、確かに運動によって、解消されていましたので、自分は無意識の中で、がん細胞の増殖を抑えるために、運動によって自然免疫力を増強させていたのかもしれません。

担当医の話によれば、長径八センチというのは、腫瘍の中でも大きく、そこまで成長するには、数年はかかったでしょうといわれました。そうなると、年に二～三回参加していたマラソン大会はいずれもがんを持ちながら、体を酷使していたことになります。もしかすると、がんの成長を抑えていたのかもしれません。走ることに興味がなかった私がなぜそこまで、走るようになったのかは不思議です。がんに負けないように免疫力を高めようとしていたと考えるのが妥当でしょう。この時に、精密検査を受けていれば、全摘出術を受けずに、部分切除術ですんだのかもしれません。

この時の自分を振り返るために、かつて附属病院でがん患者さんの診療に従事していたとき、集めた文献を読み返しました。特に、ストレスとがんと関係があるのかどうか、また、がんと診断される以前に何か身体および精神症状がみられるのか（先行症状の有無）、今までの自分が関与した患者さんの記録などを見直しました。それらの概略を一部、紹介したいと思います。大変申し訳ありませんが。

（一）ストレスとがん

欧米では一八～一九世紀にかけて、心理的な要因（ストレス）とがんの発生に関する報告が、ガイ(1)、エリオットソン(2)、パジェット(3)、スノーら(4)によって、なされました。いずれもがんの発生や増殖に対する不安や抑うつなどの精神症状の関与が指摘されました。

今世紀の初頭、対人関係上の重要な喪失が悪性腫瘍の発現の大きな誘因になると報告されました。エバンス(5)のがん患者への詳細な精神力動的な研究を除き、がんの心理的な要因に関する学問的な興味は一時薄れたかにみえました。その後、エバンスの知見は慢性骨髄性白血病の六名の患者さんで再検討され、その結果、全般的に情緒的な問題ががんと同時に発生したとは考えにくいが、白血病の診断以前に、患者さんが顕著な情緒面のストレスを体験している点(6)や、がんが対人関係の喪失後に出現した点(7)などが報告されました。さらに、グリーネとスウッシャー(8)の三組の一卵性双生児の十年間に及ぶ追跡研究から、いずれも心理的ストレス体験後に白血病が出現したと指摘され、なかでも抑うつはがんの前駆症状としてみられるとの報告がなされました(9・10)。

なお、がん患者さんに一定の性格傾向がみられるとの報告があり、特に、抑圧・否認・敵対感情が表現できない・感情表現が乏しい・自己批判や厳格・自己洞察困難・うつ失望や絶望などを経験しやすい、などの性格特性(11)がみられたとの指摘もありました。乳がんの女性患者さんでは、性的興味の抑制(12)や外向性(13)

などの性格特性が記載されていましたが、対照群を用いた厳密な研究ではないので、信頼性に乏しいと思われます。

これらのストレス体験とがんの発生やがん患者さんの性格特性などの研究では現在のところ方法論上に問題があり、批判に十分耐え得る論理的な根拠に乏しいと思いました。

(二) がんに先行する心理的な要因

乳がん女性の患者さんの報告によれば(14)、がんの診断とストレスフルな出来事(過去から現在に至る重要な対人関係障害を含む)の間に有意な相関を見出せず、対照群で関連性を認めたとの積極的な報告はほとんどありません。肺がん患者さんの研究から関連性を認める立場(15)と認めない立場(16)はあります。子宮頸がん患者さんでは、対照群に比較して、最近のストレス体験に有意差はなかったが、体験反応としての失望が多くみられたと指摘され(17)、孤独に向かう生活環境の変化や出来事自体にがんの発生要因を求めるより、その問題を患者さん自身がどうとらえるかが重要であるとされていました。一方、がん発生に先行して年余にわたるストレス体験がみられる患者さんでの対照群との比較研究では、意外にも因果関係が否定されていました。がんの発生は、すなわち、臨床症状の出現や病理学的な変化の出現については、残念ながら腫瘍の発育速度にかなりのばらつきがあり、時間的経過は正確には把握されていません。原発性乳がんのマンモグラフィーを用いた発育速度の研究(18)からは、腫瘍の大きさが二倍に成長するのは患者さん毎に異なり、一般に一〇九〜九四四日かかるとされ、その幅はかなり広いことになります。結局、がんの発生とストレス体験の関連性を正確に論じるには現在のところ限界があると思いました。

(三) がんとうつ状態

うつ状態は、がん患者さんによくみられる精神症状とされています(19)。ブックベルグら(20)はがん患者さんの四十二パーセントに大うつ病エピソードがみられたと報告しました。ヒューゲスら(21)は一三四例の肺がん入院患者さんの精神科診断を行い、二十二例(一六・〇パーセント)にうつ状態をみたと述べ、その罹患率は非悪性腫瘍性胸部疾患と比較すると、有意に高く、またうつ状態はしばしば身体疾患に先行することから、社会的ストレスが誘因となるのは、明らかであると報告しました。ウィトロック[22]は、五十歳以上の自殺者と事故死者（主として交通事故による）を比較検討し、自殺者で剖検上、悪性腫瘍・髄膜炎・良性下垂体腫瘍がみられた点から、うつ状態と悪性腫瘍の因果関係が高いことを指摘しました。一方、四十歳以上のうつ病で男性三十九名と女性九十名を二～四年間にわたって追跡した調査によると、そのうち男性九名と女性九名が悪性腫瘍で死亡し、男性患者さんは女性患者さんと比較して、悪性腫瘍で死亡する確率が高かったと報告しました[23]。ペターソンら[24]は、悪性腫瘍のなかでも脳腫瘍や膵がん・内分泌器官の腫瘍の存在を疑わせるうつ状態の特徴として、二〇ポンド（九・一キログラム）以上の体重減少、うつ病の既往歴や家族歴がない、発病年齢が非定型的である、などの点をあげています。ケールら[25]は、既往歴がなく突然の発症で、進行性の経過を示し、かつ反応性と内因性の両者の特徴を併せ持つうつ状態はがんの前兆であると述べました。ブラウンら[26]は、うつ状態は生体の免疫力を低下させ、その結果、悪性腫瘍細胞の繁殖力が妨げられないのではないかと考察しています。しかし、エバンスら[27]は、精神病院や一般病院に入院し、うつ病と診断された八二三名（男性三〇九名、女性五一四名）を四年間にわたり追跡調査した結果、加齢や自殺による死亡率は一般人口のそれよりも高いが、うつ病の診断後に悪性腫瘍にかかり死亡した人は一般人口の死亡率を超えない点を見出すなど、うつ病とがんの死亡の間に因果関係は見出されていません。他方、プラムら[28]は、悪性腫瘍患者さんでのうつ病は自殺企図者のそれに比較すると、出現頻度の高い状態像ではないと結論づけるなど、悪性腫瘍が実際にうつ状態を呈しやすいのかどうかはいまだ明確ではありません。

うつ状態とがんとの因果関係については、以上の相反する説明がなされていますが、さらに興味深い報告として、ロイター[29]の報告があり、彼は悪性腫瘍に先立つ内因性うつ病を「警告うつ病」と呼び、本邦では木戸ら[30]、東保ら[31]、佐藤ら（著者）[32]による報告があります（後述します）。しかし、いずれの症例においても、がん発生と精神症状の発現に関する時間的な因果関係はいまだ厳密な評価はなされていないようです。

ストレス→がん→うつ状態という一連の流れをホルモンや神経伝達物質の観点からとらえると、まず、視床下部のストレス中枢が興奮すると、副腎皮質からストレスホルモンと呼ばれるコルチゾールという物質が分泌されます。興奮したストレス中枢は、脳幹にあるセロトニン神経を直接抑制することによって、脳内のセロトニン分泌を抑制してしまいます。セロトニン分泌の抑制は、うつ状態を引き起こします。現在のうつ病の治療薬は、SSRI（Selective Serotonin Reuptake Inhibitor）による治療がメインとなっていますが、これは選択式セロトニン再取り込み阻害薬のことで、脳内のセロトニンの再吸収を阻害して、結果として脳内セロトニンを増加させる作用があります。ということは、ストレスを軽減させることが、がんの発生やうつ状態の発生を予防できるというのが現在の一番確かな仮説であると思われます。

(四) がんと性格特性

従来から、がんにかかりやすい性格傾向が系統的な方法で検討されてきました。肺がんと非悪性腫瘍肺疾患を対照群にしたキーセンらの研究(33)から、肺がん患者では感情表現が乏しい点が見出されています。すなわち、患者さんは情緒面の葛藤を抱いても、自分の中に押しとどめ、他者に表現しようとしない。彼らはこの性格特徴が喫煙量に関係がない点も併せて報告しました。

一方、アブセら(11)の喫煙に関する研究から、肺がん患者さんは無作為に抽出された対照群患者とは性格が異なり、特に若年者でその違いが顕著であるとの報告がなされています。乳がん患者さんについては、診断が確定される以前に、対照群と比較検討された研究があります(34)。その結果では、ストレスへの反応として、外向的・否認傾向・性的抑制・自責などに有意差はみられなかったものの、がんの診断の確定と行動パターンの間には相関がみられ、怒りの異常な表現（過度の抑制）が五十歳以下の女性で有意に観察されました。さらにモリスら(35)は、乳がん患者さんでは、怒りの抑制に加えて不安を抱きにくい点を指摘しました。乳がん女性患者さんの心理的側面に関する報告(36)では、患者さんは良性腫瘍の患者さんに比較して、不安は軽く、感情面の抑制が強く、楽観主義的、葛藤を避ける傾向があり、怒りの表現が対照群患者に比較して弱く、特に五十歳以下のがん患者で怒りの抑制が過度にみとめられることから、一般にがん患者さんは、抑うつ的で主義主張をしない傾向がみられるのではないか、との指摘がなされました。また、婦人科関係のがん患者の性格特性を検討した研究の結果(37)からも、がん患者さんは自制御的かつ模範的で、攻撃的ではない点が示唆され、患者さんは感情面の抑制を行い、感情の爆発（怒りの感情）を表に出さない性格特性が明らかにされています。

しかし、これまでに述べたがん患者さんの性格特性は積極的に支持され得るのか、またこの性格は加齢による影響が大きいのではないか、との疑問から、フォックス(38)は、これまでの報告とその論評を検討し、以下の仮説を提唱しました。子供や若年者のがん患者さんはその原因がより遺伝的であるが、老年者においては、がん誘発物質に永年さらされ、がんに罹りやすい閾値の低下や免疫力の低下、さらには加齢による影響が加わります。心理的な要因が最も大きいのは三十五〜五十五歳の年齢層である点を指摘し、この仮説は現在も支持されているようです。(私の場合もこの年齢に該当するので、心理的な要因が大きかったのでしょうか)

結局、中高年層の患者さんでは、がんの発生要因上、性格特性や環境問題が相互に関連し合い、ストレスという形で生体活動に影響を与え、それががん誘発の要因として関与している可能性が高いのでしょう。現代は正にストレス社会。仕事に会社に家庭に教育に健康に、人と人とが関わり合うことが多い今の社会にとって、失敗したり、陰口を叩かれたり、イジメを受けたり、嫌がらせをされたりして、心が悲鳴をあげているのが聞こえてきます。ストレスは心の歪みを招くだけでなく、自律神経を乱してしまい、さらに免疫力をも低下させます。私はこれまで、このような状態に陥っていると思ったとき、「走る」ことに専念するようにしてきました。ストレスを運動で改善させようとする習慣によって、がんが全身に広がるのを抑制していたのかもしれません。

近年、性格類型として、わかりやすいA型・B型・C型の性格分類があります。アメリカで、マイヤー・フリードマンとレイ・H・ローゼンの二人の医学者の研究から提唱されている性格分類があります。A型性格とは、アグレッシブの頭文字で、攻撃的であると言う意味です。A型は非常に攻撃的で気が短い。イライラしやすく、競争心が強く、白黒ハッキリさせたがる傾向がみられます。やり手と言われる人に多くみられます。この性格傾向の方は心臓病や循環器系の病気にかかりやすく、ある日バッタリ倒れるケースが高いそうです。B型は気配り上手な人。いつでも一生懸命で気配り上手。周りへの配慮を欠かさない性格傾向をもち、このような方は、胃潰瘍や十二指腸潰瘍などの消化器系の病気が多いといわれています。C型はキャンサーの頭文字のCで、がんになりやすい人を指します。自分で全て背負ってしまうタイプで他人に任せるのが苦手な性格、部下に仕事を任せられないで、自分でやってしまわないと納得出来ない人。「自分が!自分が!」の人に多く、人に任すことが出来ない人が統計学的にがんになりやすいといわれています。裏を返すと人を信じる心の余裕が無いようです。自分のタイプを知ることで、自分がどのようにしたらストレスを回避出来るかを考えることで、仕事や家庭でのストレスを和らげることが、健康に繋がります。がんは極度のストレスと密接な関係が有り、さらにタイムラグ（がんの発生までには時間がかかる）があります。**若い時に受けたストレスが時を越えてやって来ることがあります。**あまり頑張り過ぎない心と、適度な心の喜びと楽しみで、ストレスを軽くすることで、がんの発生を抑えることができたのではないかと今になって思い返します。しかし、ストレスを軽くするのは現実的にはそう簡単ではありません。一人一人の価値観や育った環境などが異なるため、どうしても衝突が生じてしまいます。ある患者さんが私に教えました。「先生！ちくわ耳になってくださいね！（右から聞いて、そのまま左から抜けていく）みんなの悩みを真剣に考えすぎると、先生がうつ病になりますよ」。それは私にとって、素晴らしい教訓でした。

私の人生を振り返ると、がんの診断を受けるずっと昔の話ですが、極度のストレスに陥った辛い体験として、大学に合格できず、家出して東京に飛び出したこと。この時、救ってくれた友人の有難さ、また二人の老人を見守ることで下宿代がかからず、浪人生なのに家庭教師で食べて、一年間を乗り切った思い出。もう一つは、大学四年生のとき、両親の病気で仕送りが途絶え、ある立派な院長の養子となり、大学六年の夏まで生活を支えてもらいましたが、その後、ある事情で家出して、ホームレスとなり、医師国家試験の準備もままならない状況で、再び、八十歳ぐらいの老人に助けられ、どうにか卒業し、国家試験に合格した壮絶な人生。二十歳代のこの極度のストレスがその後のがん出現にどの程度、影響を与えたかは、予想することもできません。運がよかったとしか、言えないでしょう。若いときに受けたストレス。このストレスで自分の人生が変わった。しかし、がんになってしまった。それでも生きていることが今の年齢になって、やっと振り返ることができるこころの余裕と時間をいただきました。このストレスをどうやって乗り越えたか、覚えていることは、朝から夜まで音楽を聴いて過ごしていました。思い出すのは、井上陽水と小椋佳の曲でした。井上陽水「人生が二度あれば」「傘がない」などの二十数曲と小椋佳のアルバム「夢追い人」ですかね。

がん発生上の要因としてのストレスの問題を、がんに先行する心理的問題、がんとうつ状態、がんの性格特性の三つの視点から、これまでの文献（やや古い文献ですが）をまとめて考え、同時に自分の壮絶な人生を振り返ってみました。私が知りうる限りの知見からは、いずれの報告においても方法論上に限界があり、がんとストレスの関係を明らかにすることは困難でしたが、やはり、ケースバイケースとしかいえないのが、診療の実際かもしれませんし、運命といえるのかもしれません。

(五) がん警告うつ病について

悪性腫瘍、とくに膵がんと精神症状との関連は、欧米で古くから指摘され、うつ状態が腫瘍の初期症状(先行症状)であるとの報告があり、膵がんの早期診断に役立つ付加的症状として位置づけられてきました。ロイター(29)は、老人で重症身体疾患の発見に先立って、内因性うつ病(内因性とは原因が不明という意味ですが、遺伝的要因が高い可能性を示唆しています)がみられるケースを「警告うつ病」と呼び、その後、本邦では、木戸ら(30)が最初に報告しました。その病因として、未発見のがんの初期症状、あるいはうつ病の生体の防衛メカニズムの低下による腫瘍の発生増殖の促進などがあげられており、診断上の位置づけ及び早期発見のきっかけになるという問題も提起されています。悪性腫瘍に先行するうつ状態の病因として、早期がんが気分に影響を与えるホルモン様物質を分泌しているという報告があり、なかでも肺がん、とくに小細胞がん(燕麦細胞型)が扁平上皮がんと比較して、うつ状態の頻度が高いという結果が報告されました。

他方、がん患者さんにみられるうつ状態は、難しい話になりますが、がん細胞から放出される蛋白に対する抗体によって、うつ病の原因物質のひとつであるセロトニン（うつ病の原因が、脳内のセロトニンという元気ホルモンが減少しているという仮説）の活動が免疫学的に阻害されるために生じるという報告もみられます。つまり、がん細胞から放出される蛋白に対する抗体がセロトニンのレセプターに結合し、そのために神経伝達が阻害されるとする仮説です。また、がん自体に対する一次抗体がシナプス伝達を阻害するanti-idiotypic antibody の産生を促し、セロトニンのレセプターに結合するという報告もあります。

以上の仮説は、がんの部位病理組織により異なると考えられていますが、うつ病の発生はがんの部位や病理組織への特異性はないという報告もあります。さらにまた、小細胞がん（燕麦細胞型）は神経分泌顆粒を放出し、その物質が全身に循環するためにうつ状態が生じるにすぎないという反論もあります。病因に関しては、いまだ明確な結論は得られていませんが、悪性腫瘍に先行するうつ状態の鑑別診断上の問題としては、①身体疾患により誘発された内因性うつ病（ロイターが提起した「警告うつ病」に相当します）、②内因性うつ病と悪性腫瘍の同時存在、

③器質性うつ病（悪性腫瘍の脳転移に基づく精神症状）、④症状性うつ病（悪性腫瘍の産出する内分泌様物質によるうつ病）などが、あげられると思います。したがって、診断上の問題点としては、悪性腫瘍にみられるうつ状態の臨床的特徴の理解が重要になるでしょう。臨床像において非定型的なうつ病あるいはうつ状態がみられた場合、悪性腫瘍の存在を念頭において入念に身体検査を行い、早期発見につながるように十分な鑑別診断を試みるべきでしょう。

つぎに、病院に勤務していた頃、ご本人さんや家族の方々は非常に辛かったでしょうが、具体的な例を個人が同定されない形で、提示したいと思います。私も、がんの発見に至るまで、さまざまな身体症状や精神症状を経験しても、診断に至るまでには数年かかったと思います。もっと、早期に発見できていれば、左腎臓全摘術には至らなかったかもしれないので。

診断が確定するまでに時間がかかった方

五十四歳、女性、主婦

元来、明朗活発な性格の方。平穏な家庭生活を送り、三人の子供を出産され、夫婦で自営業を営んでおられました。

昭和六十年○月中旬頃、咳嗽、全身倦怠感がみられ、寡黙な状態となったため、同年同月、大学病院神経筋外来を受診後、すぐに入院となりました。頭部ＣＴ検査を受け、異常陰影が認められ、外減圧術（脳内の圧力を減じるために、頭蓋骨に穴を開けたりすることもあります）、ステロイド、ガンマ・グロブリン製剤により軽快し、入院二か月後、神経膠芽腫の疑いは残りましたが、最終的には単純ヘルペス脳炎と診断され、退院されました。

しかし、退院一か月頃より、「家族に迷惑をかけた。もう死んでお詫びをせんといかん」と訴えられ、卑小感、罪責感、自殺念慮がみられ、些細な事に涙もろく、家にひきこもりがちとなったため、再度頭部ＣＴ検査を受けられ、異常所見が認められないため、精神科に診察依頼がありました。抗うつ薬や睡眠導入剤が投与され、支持的な精神療法にて、約二週間後に抑うつ気分は改善され、睡眠も十分とれるようになりました。神経筋外来にて、良好な経過をたどっておられましたが、翌年ゲルストマン症候群（失算、失書、左右障害、手指失認の四つの症状を示す場合を、ゲルストマン症候群と呼ばれています）が出現し、再度入院。頭部ＣＴ検査に異常陰影が認められ、種々の検査にて悪性リンパ種と診断されました。しかし、治療の効果もなく、頭部ＣＴ検査の異常陰影は増悪し、入院五か月後に残念ながら他界されました。

不安緊張状態が先行して、がんの診断がついた方

五十五歳、男性、教師

元来、几帳面な性格で、緊張しやすい性格でしたが、周囲から信頼され、多くの役職をこなす先生でした。二十五歳時に一時不眠傾向となり、内科で「自律神経失調症」といわれたことがありましたが、精神科の医療機関での治療歴はありませんでした。

昭和六十二年〇月頃、周囲の目が気になり、教壇に立つのが辛い、生徒が自分の性格を見抜いている、などと考えるようになり、あわせて、食欲不振、不眠、全身疲労感、不安・緊張状態がみられるようになったため、大学病院総合外来を受診。種々の検査で異常がみられないため、精神科医の診察依頼がなされました。

休職と安静のうえ、抗うつ薬と抗不安薬が投与され、外来通院となりました。その後、経過は一時的に良好でしたが、自宅でも周囲の目が気になる症状は変わらず、この頃より、妻に対して自己の心情を強迫的に語り、何度も確認するという行動が目立つようになりました。

二か月後から、咳嗽、全身倦怠感、軽度の発熱があり、近医を受診し、胸部X線検査にて異常陰影を指摘されたため、大学病院呼吸器科（内科）を紹介されました。入院予定となっていましたが、同月、不安、焦燥感、自責感が強まり、ほとんど食事や睡眠がとれない状態となり、呼吸器科に緊急入院。しかし、不安感、自責感、卑小感などが強くみられたため、精神神経科に転科しました。抗うつ薬、睡眠導入剤などの治療を行い、精神的に安定したように見え、「夕べは久しぶりに睡眠がとれました。助けていただいて、ありがとうございました」などと言えるまでになりましたが、看護スタッフとの会話や医師との面接時に話し出したら、とまらない、同じことを何度も言い、それを確認するなどの状態がみられました。その後、この状態がさらに顕著となり、「一〇〇パーセント」「不可能」などの単語を何度も繰り返し、突然バタッとベッドに横になり、目を閉じて、身体を硬くするという状態がくりかえされるようになりました。

そこで、精神運動興奮を伴った軽度の意識障害（せん妄）が疑われ、緊急血液検査の施行により、低ナトリウム血症がわかり、脳波検査でも、デルタ波やシータ波の出現がみられ、脳機能低下は明らかでした。ただ、後日行われた頭部X線検査では異常所見はみられませんでした。

意識レベルの回復に伴い、コミュニケーションが可能となり、ナトリウムの補充のための点滴や飲水制限により、意識障害が改善すると、不安、心気的、自責感が認められ、うつ状態を示唆する症状が再び、みられるようになりました。この間、内科的精査により、胸部に異常陰影があり、肺がん（小細胞がん）と診断されました。精神症状が改善したため、呼吸器科（内科）へ転棟され、肺がんに対する化学療法が開始されました。

翌年、再び、自責感や思考抑制が出現し、内科病棟で抗うつ薬の投与が再開されましたが、毎週一回精神神経科病棟まで自分の睡眠状態を詳細に記載したメモを持参されるなど、不安や抑うつは辛そうに見えました。次第に、上記の症状は改善し、ゆとりのある態度で化学療法が受けられるようになりましたが、約二か月後に内科病棟に面談に行った際、食事中でしたが、ご飯に醤油をたくさんかけて食べられており、認知機能の低下が明らかでした。その後の内科医の話では、脳転移がみつかり、他界されたとの報告を受けました。悲しい、残念と表現するしかありませんでした。

うつ状態は再発のサインと考えられた方

六十八歳、女性、主婦

乳がんの摘出手術の既往がある方で、その後、経過良好で、十一年間とくに医療機関を受診したことはありませんでした。

昭和六十年秋頃よりうつ状態となり、翌年三月まで、うつ病の診断で精神科の専門医療機関に四か月間、入院治療を受けられ、寛解され、外来通院されていました。二か月後に右背部に小腫瘤が出現し、近医の外科を受診し、粉瘤と診断されました。しかし、ステロイド療法にても、その粉瘤は縮小せず、うつ病もなかなかすっきりと改善しなくなり、同年十二月頃より、「自分は何の役にもたたないし、迷惑をかける。コロリと死んだらいいのに」とポツリと漏らすことがありました。その後、背部の小腫瘤は縮小傾向をみないため、大学病院皮膚・膠原病科（内科）において精査を受けることになりました。細胞診を受けた結果、十三年前の乳がんが転移した転移性皮膚がんの可能性が高いことがわかりました。残念ながら、がんの終わりはないのですかね。

以上の三人の方の現実を振り返ってみたいと思います。初めの方は、家族歴や既往歴に問題はなく、またうつ状態の発現時に頭部ＣＴ検査と脳波検査に明らかな異常はみられませんでした。その後、脳病変が出現し、うつ状態の原因は潜在性がんによる器質性精神病と考えました。二番目の方では、家族歴に問題はなく、若いときに「自律神経失調症」といわれたことがあっても、精神科医療機関を受診するには至っていませんでした。うつ状態が出現した際、頭部ＣＴ検査においても、脳病変はみられず、肺がん細胞の病理所見により小細胞がんであることから、ホルモン産生腫瘍の可能性が示唆され、臨床的にも、電解質異常などを呈した点や症状の変動が激しかった点などを考えると、症状精神病といえるのかもしれません。残念なことに、のちに認知機能が高度に障害され、脳転移の可能性が高い可能性もありました。三番目の方では、十一年前に乳がんの既往歴がありましたが、その当時うつ状態を呈したこともなく、今回のうつ状態がみられた時、頭部ＣＴ検査で転移病巣もみられず、さらに臨床的にも内因性うつ病ときわめて類似するなど、診断分類的にはわからないことが多いのですが、うつ病と悪性腫瘍の同時存在あるいは悪性腫瘍がうつ病を誘発したのか、結論はわかりません。

私はここで一番、強調したいことは、悪性腫瘍（がん）と診断される前に、うつ状態の時期がみられるということです。うつ状態がみられた際、一度精密検査を受けて、がんの可能性の有無を調べることが大切であると思います。これは、がんの早期発見につながる可能性があり、早期発見できれば、延命できる可能性があるからです。一般に、うつ状態＝精神疾患と結びつけがちですが、年齢が四十代、五十代、六十代になれば、誰もががんにかかりやすい年代になりますので、一度は精密検査を受けることが非常に大切であると思います。私が現在、生きているのも、辛い症状がみられたら、すぐにかかりつけ医に相談して、場合によっては大学病院に紹介してもらい、精密検査を受けていたからで、そうされることを推奨します。一般の企業の健診では、ＣＴ検査などが義務づけられていないので、がんが見落とされる可能性があります。私の考えですが、**四十歳、五十歳、六十歳などの節目に人間ドックに入り、精密検査を受けておくことが大切だと痛感しました。**もし、五十歳のときに、受けていれば、三年も早く見つかったのではないか、もし、そうであれば、それほど、腫瘍も大きくなっていなかったかもしれません。人生の節目に、人間ドックで精密検査が受けられるように予約してあげることが、家族からの最大のプレゼントではないかと考えます。

第2章
がんの診断および手術を受けた頃の自分

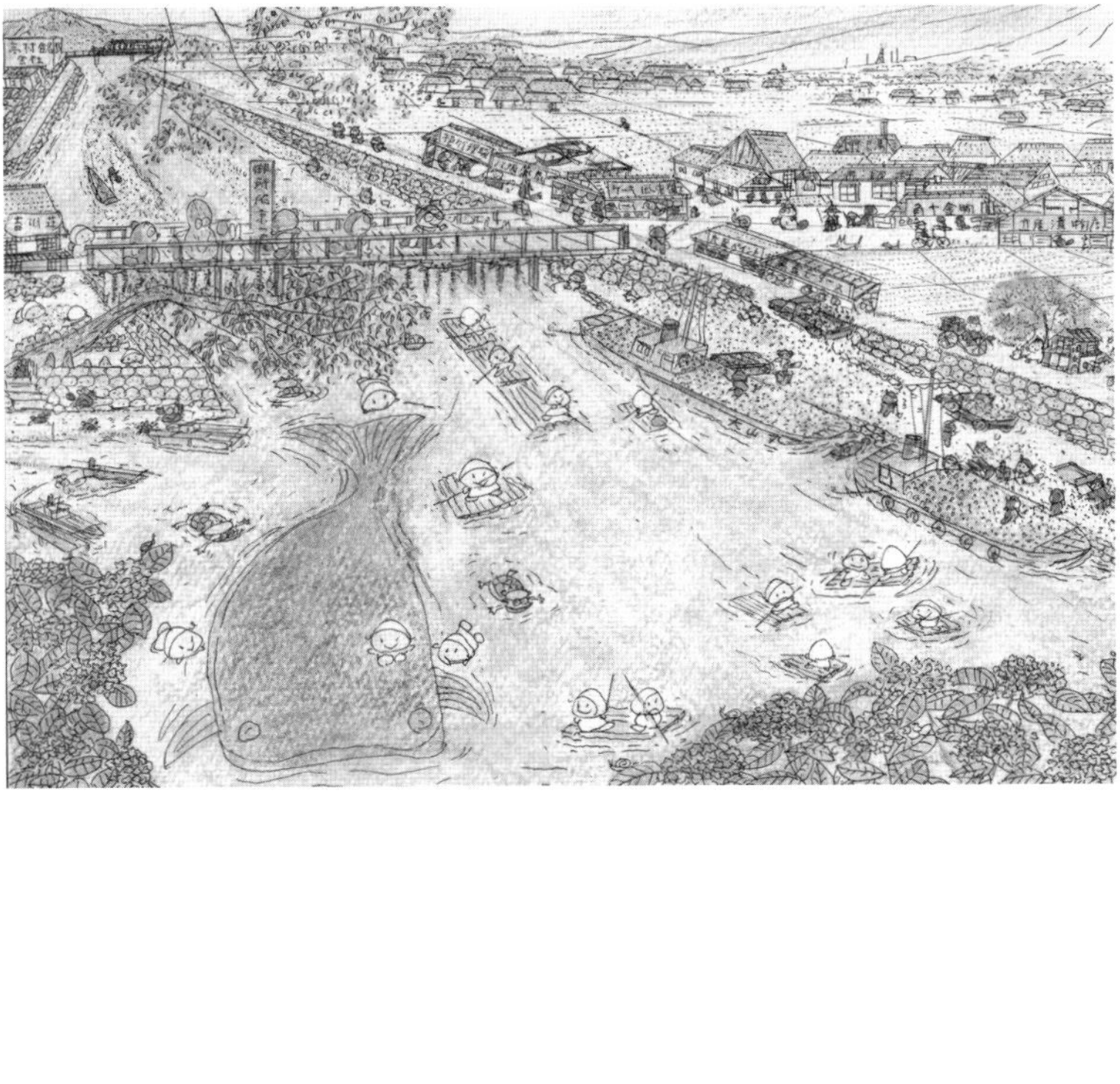

幸いにも、大学病院に個室で入院することができました。その部屋には、応接セットがあり、外部からの面会者とも気軽に話せる環境でした。入院後はすぐに転移の有無を確認するために、様々な検査を受けました。この時点では、転移巣はなく、左腎臓に限局していました。腎臓がんは、肺に転移しやすいことは知っていましたので、肺に転移病変がないということで、手術が可能でした。もし、肺転移がみつかれば、ステージ4（Ⅳ期）となり、化学療法が治療のメインとなる可能性があったのです。ここで、がんのステージとは、どんな分類かを説明します。

0期：がん細胞が上皮内にとどまっており、リンパ節への転移もない。つまり、がん細胞が臓器の表面の上皮にとどまっている状態。がんが発生した部分の浅い場所にとどまっていて、転移もしていない極めて早期のがんのことを指します。

1期（Ⅰ期）：がんが上皮層を突き破っているが、筋肉の層にとどまっている。リンパ節へは転移していない。

2期（Ⅱ期）：がんは小さめまたは浅めだがリンパ節に転移がある、または、がんはやや大きいまたは深いがリンパ節などに転移はない。

3期（Ⅲ期）：がんが大きいまたは深いところにあり、リンパ節などに転移している、または、がんが局所で進行しているか、リンパ節転移がある程度広がっている。

４期（Ⅳ期）：がんが他の臓器へ転移している。

私は幸いにも、術前診断はⅠ期でした。リンパ節の廓清を受けたので、その病理組織は後ほどわかるのですが。この時点では、比較的予後がよいと思われました。

私はストレッチャーに乗せられ、手術室に搬送されました。その時、家族に見守られながら、名前の確認などを受けて、静かに横になっていました。数字を数えるように指示され、数えるうちに、意識はなくなっていきました。痛みもなく、静かに時間が過ぎました。家族は別室に待機していましたが、後で聞いた話によれば、手術の時間が八時間半もかかったこともあって、家内は精神的に疲れ果て、時には床に伏して、床を叩きながら、泣き叫んでいたようでした。私は笑気ガス（併用）を吸っていたようで、手術中は何か愉快な夢をみていたようでした。私は麻酔科医ではないので、よくわかりませんが、笑気とは、亜酸化窒素（笑気）と医療用酸素を混合した気体を吸入して、痛みを感じにくく、リラックスした状態を作り出す麻酔のことのようです。笑気は弱い鎮静、睡眠作用を持っており、効果の発現と消失は速やか。循環器や呼吸器に影響を与えず、肝臓にも負担をかけず、非常に安全性の高い麻酔だということをのちに知りました。笑気は読んで字のごとく、人を愉快にしてくれるのでしょう。

手術が終わる頃に、私は「井手ちゃんぽん」を食べる寸前の夢をみていました。麻酔科医が私の頬を軽く叩いたので、目が覚めました。どうも手術が終わったようでした。再びストレッチャーに移され、手術室を出ると、家内や子供たちが床に伏して、「お父さん!やっぱりだめやったねえ」といった声がかすかではありますが、聞こえてきました。私は、それどころか、井手ちゃんぽんを食べる直前に起こされたので、大声で「井手ちゃんぽん!」と叫んでいたようです。ストレッチャーで運ばれながら、こんな声を叫んだ姿を見て、家族は泣きながら、笑ったようでした。本当に恥ずかしい次第です。

その後、病棟の観察室に運ばれましたが、その夜は最悪でした。手術創から生じる痛みは耐え難いものでした。身体を少しでも動かすと激痛が走り、天井を見ながら、身動きできない状態で、一夜を過ごしました。眠れなかったことを覚えています。しかし、翌日には、その痛みも軽減され、再び、個室に戻ることができました。病棟では、患者さんが数人、毎日のように歩いていました。術後のリハビリテーションでしょうか。私も看護師さんから、なるべく早く歩くように勧められました。料理も美味しく、楽しく食べました。面会もあり、退屈することもなかったのですが、数日後の夜中、三途の川の夢を見ました。毎日、ラジオを聴いていたので、その三途の川の川岸から、尺八の音が聞こえましたが、渡ることはやめました。しかし、どうしてでしょう。以来、尺八の音楽に癒やされた自分が不思議でした。翌日の昼間に、ラジオから、かの有名な尺八奏者の藤原道三さんの演奏が聴こえてきたのです。感動しました。自分でも演奏できたらなあとか、夢みたりもしました。また、クラシックギターの番組もあり、村治佳織さんの演奏でした。その演奏にも癒やされました。やわらかい音色、複雑ではあるものの、音の輝き、やさしさ、リズム、すべてが術後の自分に染みわたりました。死なずにすんだなあとか、思ったりもしました。生きることの有難さを感じるとともに、私は本当に運がよく、命を失わなくてすんだ、神様に感謝しなくてはと思いながら、ベッドに横になりながら、一日をなんとなく過ごしました。今までのあの何とも言えない倦怠感はなんだったのだろうと思えるようにもなりました。そうこうするうちに、二週間が過ぎ、退院を迎えることとなりました。このころ、いくら食べても、体重が増えず、一抹の不安はあったのですが、みんなと同じように、病棟の廊下を毎日往復していたので、仕方なかったのでしょう。細胞診では、淡明細胞がん、所属リンパ節の転移もないことがわかり、ひと安心。二週間の入院後、自宅療養となりました。今のところ、予後は良好でしょうと診断されました。

自宅に戻ると、毎朝、ウォーキングを始めました。自宅療養は、一週間。その後、復職となりました。毎日、退屈ではありましたが、ウォーキングが仕事だと思って、天候によらず、欠かさず歩きました。歩くことは自分には負担ではなかったので、気持ちよく歩き、早く仕事に戻りたいと思えるようになったと思います。入院中、職場の同僚が面会に来られた際も、私が職場復帰できるかどうかを確認するために、来所されたようでした。この頃、自分に不安や軽度の抑うつがなかったわけではありません。腎臓ひとつで普通に生きていけるだろうかと悩んでいました。弟は歯科医で、外国語の学習が趣味みたいな人で韓国語を勉強していたのですが、その韓国語の先生が私と同じで、腎臓ひとつで生活され、普通に暮らされているよと教えてくれました。ほんの少しの情報でも、がんに悩む方々にとっては、大変貴重だと感じました。自信がもてるようになりました。

第3章
術後五年頃までの自分

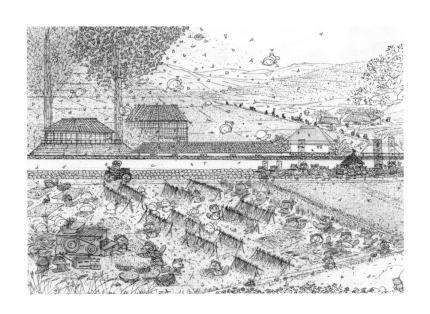

主治医から、術後二年間は、三か月に一回の受診で、その際には胸腹部のCT検査を受けてくださいとの説明を受けました。その後は、半年に一回。五年後は一年に一回でよいでしょうと話され、定期的に通院しました。CT検査を受けると、その結果説明が翌週に予約されますが、その約一週間が不安でした。転移しているのではないかと自分で勝手に考え、転移したらどうなるのか、手術？化学療法？放射線療法？など、いろんなことを空想しました。転移したら、予後不良で、いのちも危ないだろうとか、人に尋ねることもできず、家内にも心配かけたくなかったので、自分の中で思い悩んでいました。早く五年が過ぎないかなあと、五年生存率ががんの部位毎にネットに掲載されていたので、五年生きれば、大丈夫じゃないかと期待し、仕事の忙しさにかまけて、がんの不安を解消しようと一生懸命だったと覚えています。

この五年間の不安・うつ状態をどのように過ごしたかをSAGAなんでも相談クリニック院長 福本純雄先生の許可を得て、カルテで追ってみました。私の不安抑うつ状態の処方をしていただいた先生でもあります。大学病院を退院したのは、平成二十三年十一月七日（二〇一一年）。翌年の平成二十四年三月頃から、「やや気分が変化するようになった」「悲観的になったり、普通にもどったり」の繰り返しがみられるようになりました。仕事は普通にできていましたが、気分がすぐれないと自覚するようになっていました。抗うつ薬（テトラミド）が処方されていました。以後、気分や意欲は徐々に改善していきましたが、服薬は継続していました。うつ状態はみられながらも、仕事に支障はなく、普通にこなしていたと思います。新薬の抗うつ薬であるレクサプロも処方していただきました。高血圧やⅡ型糖尿病などの生活習慣病もあり、定期的に血液検査を受けながら、がんの再発への不安と闘いながら、毎日を送っていました。時には、漢方薬も併用してもらいました。抑うつ気分は完全に改善することはなく、きついときは、診察を十分間すれば、五分間診察台で横になるという繰り返しで、診療していました。いつも心の中では「福本院長も頑張っているから、自分はまだまだ病気の初心者」とこころに抱きながら、診療を続けていたと記憶しています。体重が増加してきたので、プールに通うようになりました。やはり、抗うつ薬がないと、自分が維持できない感じがして、継続服薬していました。脂肪肝の診断、ヘモグロビンA1c（糖尿病のコントロールの指標）の定期的なチェックなど、がんの術後の経過とともに、生活習慣病がさらに悪化しないように、一日一万歩を目標に、必死に歩きました。それでも体重があまり減らなかったのは、元来、甘いものが好きで、お菓子をかなり食べていたように覚えています。ストレス食いですかね。平成二十六年十一月頃（退院後三年目）、自分の好きなことはなんだったのだろうと再び思い返し、学生時代から乗っていたバイクにチャレンジしようと決めました。４００ccまでの中型バイクの免許を取得することでした。がん再発の不安を吹き飛ばすためには、好きなことに没頭するしかないと思ったのでしょうか。いのちのある限り、好きなことを好きなように、人生に後悔が残らないようにすることが最大の予防策だと心に決めました。しかし、バイクの教習所はそんなに甘い訓練ではありませんでした。最初から、身体を柔らかくする運動を行い、剣道着みたいな防御服を身にまとい、重い４００ccのバイクを手で押して、出発地点まで運びました。毎回の講習で、転倒すること約10回。手首の捻挫、ぎっくり腰。教習所の先生は容赦ありません。いつ辞めてもよいと言われ、同情の余地はありませんでした。この指導を通過できなければ、免許を与えない。危ない人間に免許を与えると、死を意味するなどと、厳しい指導を受けました。この指導に耐えることは、がんの再発の不安を考える余地を与えなかった気がします。がんなどどうでもよい。今は免許取得が最大の目標と考え、約二か月半の訓練に耐えました。最終試験の一回目は、ローで行けばよいところを二段にシフトしたところが、ニュートラルになり、転倒し、「はい。戻りましょう」といわれ、失格。いつも一本橋で転落していたので、そこで失敗するかと思っていたが、それ以前のところで失格してしまいました。ところが、一週間おいての二回目の試験では、いつも失敗していた一本橋で不思議に転落せず、ゴールまでたどり着き、合格しました。大学合格、医師国家試験合格など、いろいろな試験にチャレンジしてきましたが、中型二輪の合格は自分の人生の中で、どれだけ嬉しかったか、涙しました。俺はまだ生きていると。すぐに、ヤマハのバイクショップで、ドラッグスター四〇〇ccのバイクを購入しました。この感動は忘れません。生きていてよかったと。

しかし、平成二十七年一月頃から、うつ状態は悪化。抗うつ薬をアナフラニールに変更してもらい、一日量一〇〇ミリグラムを越えました。一方では、車ではダメ、バイクもダメと自分で思うようになり、Ⅱ型糖尿病やうつ状態のコントロールには、自転車通勤が最も自分に合っていると考え、毎日、片道八キロを通勤しました。一年後に、バイクショップへ点検に出すと、「このバイクはかわいそうです。新車なのに、ほとんど乗っていない」と指摘され、「乗らなければ、ほかの人に譲った方がよいですよ」といわれ、結局、買ったときの半額で引き取ってもらいました。自転車通勤になったため、バイクに乗る機会が全くなくなってしまった、あるいは、バイクに対する執着がなくなってしまったのかもしれません。しかし、バイクは美しい。見るだけでも、嬉しくなるのは今も変わりません。

やっと、五年が経過し、一年に一回のCT検査になる予定でしたが、五年目の検査で(五十八歳)、右胸部に五ミリ程度の陰影が出現しました。この時点で、転移性病変(遠隔転移、ステージⅣ)と診断され、以降、再び、術後と同じように三か月に一回のCT検査を受けなければならないようになりました。五八歳の時でした。正直、泣きました。死ぬかもしれないと思い込みました。同時に、死にたくない、まだ、やり残したことがたくさんあり、このまま死ねない、一日でも永く生きたいと思うようになったのです。また、生きている間に、やりたかったことを今から思う存分やりたい。後悔がないようにという思いで、次から次にやりたかったことを始めるようになりました。尺八、ギター、中国語など、思いつくままにお金を費やし、気が狂ったように、趣味に走りました。その一方、週末は家内と一緒に温泉に行き、その温泉の水をくみ取り、すがるような思いで、飲み続けました。とにかく、生きたい、生かせてくださいと毎日のように仏壇に手を合わせ、先祖に祈りました。六十一歳五か月の最後のCT検査が終わるまで、死を覚悟しながら、精いっぱい、生きることにしたのです。この三年間は自分の

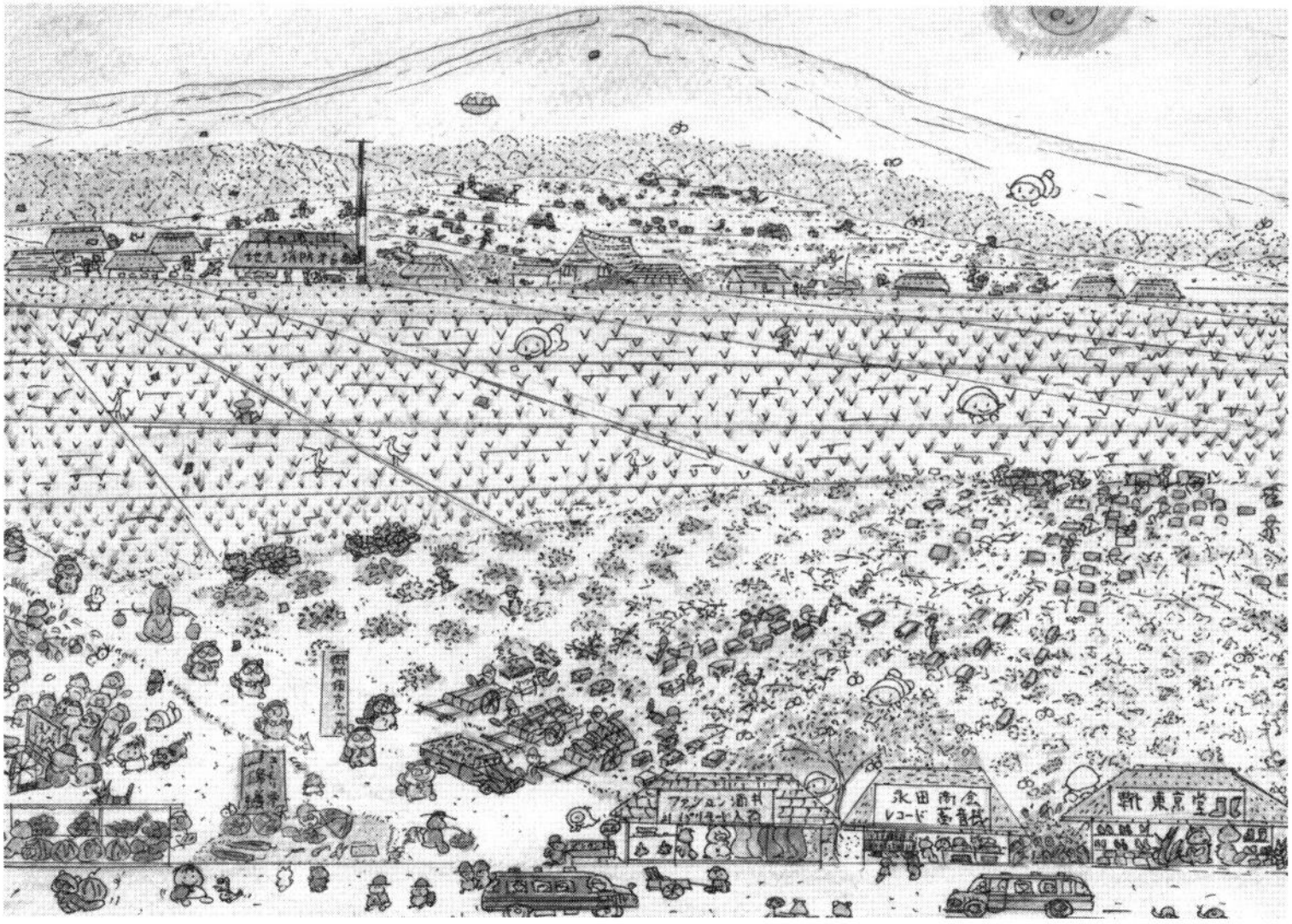
永田商会
レコード 蓄音機
東京堂

人生にとって、仕事に従事してはいましたが、すれすれのところで、生と死に葛藤した、いや執着した時間となったのです。次の章で、三年間に私がどのように生きたかを語りたいと思います。この三年間の生き方と身辺に生じた重大な事件を理解していただければ、本書をなぜ出版したかの意味がわかってもらえると思います。

第4章
再発（肺転移）の告知と三年後のその消失

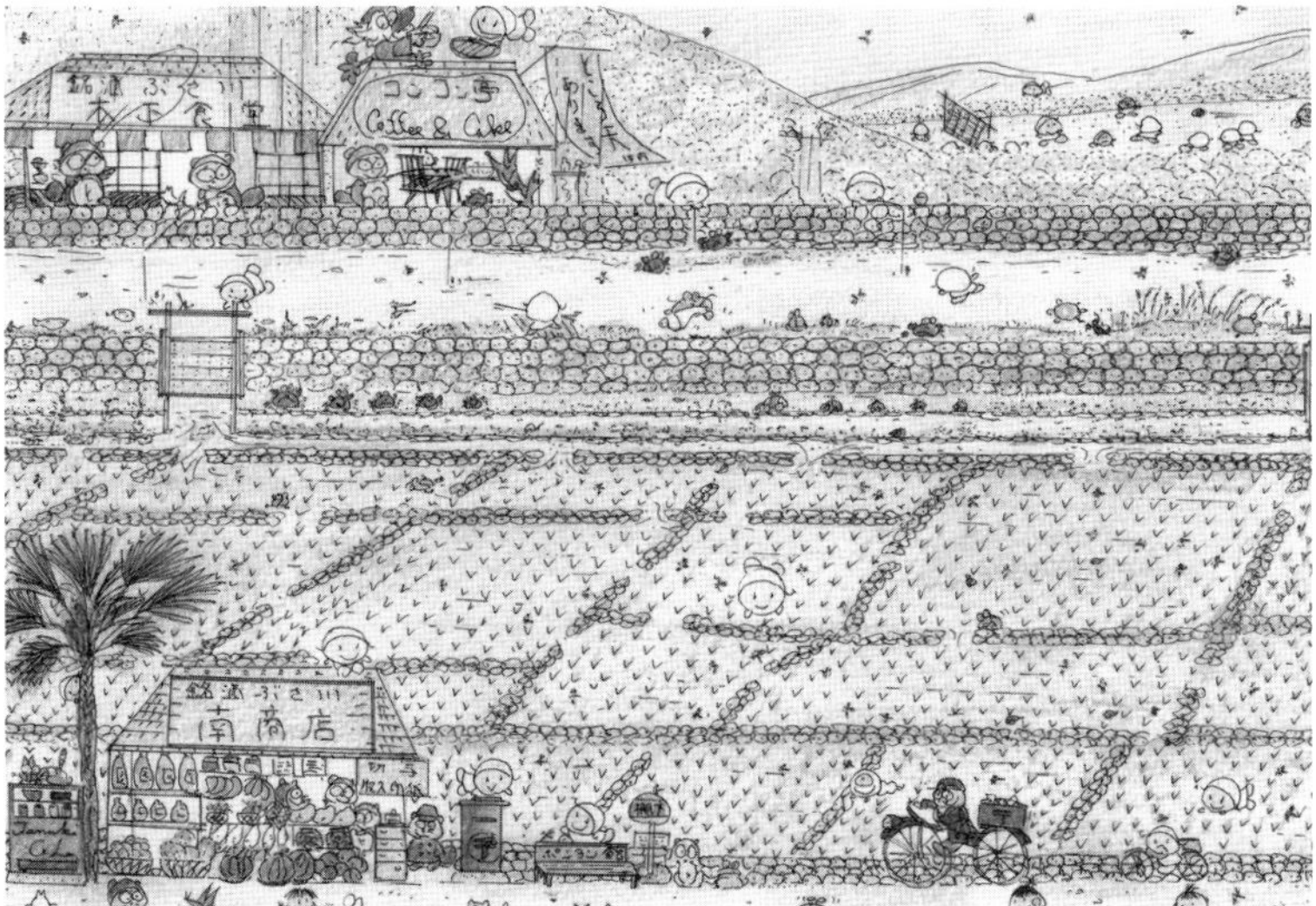

ＣＴ検査の結果を見せていただき、それには、転移性肺腫瘍と書かれていました。放射線科医のレポートでした。以後、造影ＣＴ検査、ＭＲＩ検査、ＰＥＴ検査などを受け、診断をより正確にしたいという主治医の意見でした。私は命を半分あきらめていました。「来るときが来たな」と思い、再び、自分は生きている間に何をしたいか、もう一度真剣に考えることにしました。

その時、思いついたのが、高校生の時に、フォークソングギターを弾いていたので、もう一度、ギターを弾くことでした。佐賀新聞文化センターの広告を見て、ギター教室があっているか、尋ねに行ったところ、出会った先生が、関谷静司先生（佐賀ギター音楽院院長）でした。クラシックギター中級コースを毎週金曜日午後七時から八時半頃まで教えておられました。「私は、Ａ大の教員で、がんに罹って、七年前に手術を受け、寛解状態だったのですが、最近、胸に異常病変が見つかっています。それでもギターを習いたい」と伝えました。中級で大丈夫ですか？と尋ねたところ、「初心者の方もおられますので、基礎から教えますから、大丈夫」ということで習うことにしました。もう、どうにかして、がんの再発の不安を軽減するために、何かに没頭したかったからです。フォークギターと違って、クラシックギターの演奏はかなり困難を要しました。教室には、数人の方々が習っておられ、皆さん、仕事をされながら、あるいは定年されている方、若い方から、私より年上の方、箏の先生など、さまざまな方と楽しく一緒に学ぶことができました。調音の難しさ、音階練習などの一通りの練習が済むと、楽譜を見ながら、音階練習、最後の残りの三十分から四十分で曲の練習や指導を受けました。毎週、参加者の方々に会うことが楽しみになりました。また、時々、関谷先生が名曲を演奏されるので、感動しながら、自分も弾けるようになればと夢を抱きながら、通い続けました。関谷先生が出演されるコンサートにもできるだけ参加しました。自宅ではあまり練習してはいなかったのですが、私はクラシックギターの高いものがほしくなりました。その時は、娘が大学時代に買ったものを使っていたので、関谷先生に尋ねると、福岡市に「フォレストヒル」というギター専門店があるので、そこに行けば、間違いなく立派なギターが買えると聞き、早速、行きました。店長さんは、自らもギター演奏がうまく、九州圏内の大学のクラシックギター部に初心者用のギターを納めていると話されていました。「予算はどれくらいですか」と尋ねられ、「四十万円前後くらい」と答えると、三台持ってこられ、目の前で演奏されました。関谷先生の格言で、「高いギターをもつと、ギターがうまくなる」と聞いていたので、三台の中で一番高いギターを現金で買うことにしました。バイクの次は、ギターか。自分の貯金は残さないように、自由に好きに買うことで、ストレス発散。どうせ死ぬなら、という気持ちでした。

ギターにはまると、気持ちが楽になりました。しかし、右肺中葉の結節および右肺門部腫瘤はやや大きくなったり、縮小したり、安心できる状態ではありませんでした。極端に大きくなることはなかったようでした。化学療法も勧められましたが、断りました。

一方では、このころより、週末に夫婦で、田んぼのど真ん中にある大川温泉に通いました。この温泉の玄関には水汲み場があり、その水をたくさん汲んで持ち帰り、玄関にいる白蛇に手を合わせ、賽銭箱に「がんが消えてくれますように」と祈るのが週末の恒例でした。

この温泉水は、普通の水と異なり、釘を入れた水道水の瓶と温泉水の瓶を比較すると、温泉水の方は全くさびないという特徴がありました。そこに惹かれて、自分で勝手に考えて、「がんは人間の錆だなあ」なんて適当に決めつけて、ここの温泉水をできるだけ多く飲むようにしました。また、ここの温泉水で調理された料理がものすごく美味しく、毎週、いろいろな料理（特に、ちゃんぽんが美味かった）を食べました。家内もいつも付き添ってくれたので、助かりました。

実は、あまり話したくはないのですが、職場では辛い立場にありました。センター長を八期（十六年間）勤め、もう六十歳になるので、センター長を交代した方がよいのではと勧められました。選挙の結果では、ほぼ満票でしたが、男女共同参画の時代となり、男性が管理者というのも、もう古い風習ですし、女性の先生にお願いするのもよいのかなあと思い、譲ることにしました。それはそれでよかったのですが、実はその後に、不思議な出来事に巻き込まれることになったのです。バングラデシュの留学生（博士課程・理工学部）の息子さん（五歳くらい）が、異物を飲み込み、好生館救急部に搬送。懸命な努力にもかかわらず、取り出すことができなかったのです。その子供さんは泣き続け、一睡もできない状態となり、そのお母さんが困り果てて、保健管理センターへ相談に来ました。息子さんは同伴ではありませんでした。私は、そのお母さんの心情や涙を察知して、レンドルミンという睡眠導入剤を半分に割って、二錠（計四回分）を渡し、息子さんをとにかく眠らせてあげてくださいと差し上げました。これは医師法では、無診察治療という行為で禁じられています。このことが明らかとなり、大学側から罰せられることになったのです。大学内では、相談業務として、附属学校問題（大学と附属学校を切り離すかどうかの問題など）などの深刻な問題の相談にも直面し、徐々に大学に居づらくなりました。罰金九千円、三か月の外部医療機関の勤務禁止（SAGAなんでも相談クリニック院長　福本純雄先生、大変申し訳ありませんでした）。さらに、立場をわきまえずに、ガバナンスのことを佐賀新聞の「診察室から」に掲載するなど、失礼なことも反省しています。県警関連の仕事（被害者支援ネットワーク・ボイス理事長、警察学校非常勤講師、県警メンタルヘルス講演など）はすべて辞任しました。

この事件と前後しますが、私はギターを習いつつ、大学病院入院中、術後数日経過して、三途の川の夢を見た時に聞こえた尺八の音にも未練がありましたので、ヤフオクで尺八を購入していました。吹いても、吹いても、音が出なかったのですが、二か月くらいして、音がでるようになり、感動しました。ギターだけでなく、尺八にも興味を抱くようになりました。尺八もピンからキリまでありますが、費やしたお金は約一〇〇万円を超えました（ヤフオク中毒ですかね？）。貯金も無くなりました。ところが、尺八の演奏のスキルは意外に伸び、忘年会、敬老会、同窓会、名誉教授の会などで演奏する機会もありました。尺八を演奏するときは、有頂天になって、自分を表現しました。がんのことも半分忘れてしまい、藤原道三のアルバムも何度も聴き、癒やされました。どうも、私は音楽が肌に合っており、困難があれば、音楽に嵌まってしまう傾向があることも自覚しました。もうこれ以上、空白の時間はないだろうと思うくらいに、やりたいことはすべてやりつくしたと思います。家族は、「こんなバカな父親、見たことない。片腎（偏人）？」とか言っていました。とにかく、がんの肺転移を忘れたかったのでしょう。死にたくないという一心で、すべてにのめりこみました。そうすることで、自分のがんに対する不安とうつ状態をこれ以上、悪化させたくなかったのです。

福岡の友人から突然電話がありました。B大学の先生をされ、私と年齢的にはそう違いはなかったのですが、同業者として尊敬していました。JREC（研究人材サイト）を見ておいてくださいという簡単な電話でした。内容はB大学の公募でした。A大学には居づらくなっていましたので、B大学へ願書だけは出しておくかという軽い気持ちで提出しました。しかし、不思議に内定の返事をいただいたのですが、残念ながら、保留となりました。どうも、バングラデシュの留学生問題が引っ掛かったようでした。二度目の面接を受けることになり、福岡に向かったのですが、道に迷い、目的地に間に合いそうにない状況に陥りました。ふと、思いついたのですが、バスの停留所にB大学行のバスが止まっていました。バスの後方に隠れながら走行し、B大学にやっとたどり着きました。もし、このバスに出合っていなければ、面接も受けられず、おそらく後悔の念に苦しんだことでしょう。運命とは不思議なものです。いつどこで、何が起こるかわからない。会場に着いたのは、面接時間の約十五分前でした。面接は、時間ぎりぎりで入室したこともあったため、焦りと不安で、言葉もうまく話せず、冷や汗をかきながら、すべて正直に語りました。そこでは、何がよいとか、悪いとか、全く偏った意見は語らず、尋ねられたことを隠すこともなく、淡々と話しました。その一～二週間後、人事課から呼び出しを受け、辞表を書くように指示されました。それが正式な内定だったのでしょう。

その後、定期的ながんの健診を受け、二〇一九年三月（六十一歳）、結果が報告されました。三か月前のCT検査と比較して、右肺中葉結節、右肺門部腫瘤は縮小し、経過から炎症性変化の可能性が高いとの最終診断を受けました。術後七年目の診断です。私は転移性肺がんではなかったのだと思い、心から泣きました。よかった！生き延びることができた。神様ありがとう。

翌月からは、福岡での勤務。B大学の宿舎に単身赴任することとなったのです。人生複雑、多難、修練の連続ですね。ただ、まだまだ、悩みや不幸はこれでは終わらないのです。生きている限り、誰もが「人生塞翁が馬」でしょうね。部屋の間取りは、３ＬＤＫで、単身赴任者には広すぎで、一つの部屋しか利用せず、あとは物置として利用していました。このアパートの周囲は松の木だらけ。とにかく、湿気が表現できないほどすごく、雨が降ると、松が水を吸い取りますが、その翌日は大変。湿度がどれくらいあったか、測定していませんが、蒸し風呂みたいに地面から湿気があがっていました。しかし、ここで生活している教職員の方々もたくさんおられて、よく皆さん辛抱されているなあと思いました。職場では、まだどのような仕事を分担するのか、よくわからないまま、副センター長という役職を依頼されました。どうも、あまりこの役割を引き受ける方はいないと聞きましたが、名誉ある職位と考え、引き受けました。徐々に、職場にも慣れていき、自分の存在感も見いだせるようになっていきました。永年、仕事をやってきてはいましたが、やはり、自分が社会に貢献できているという実感を得ることが最高の幸せでしょう。お金の問題はその次ですかね。困った学生さんや教職員の方々を少しでもよいから、私との関わりを通じて、元気になっていただければ、生きていてよかったなあと思えました。「がん」と「うつ」の不安に日々直面しながらも、世の中に存在できているという自己満足感はやはり幸せでしたね。普通なら、もうとっくの昔に脱落して、学問とは程遠い人生を歩んでいたはずなのに。しかも、最高学府で仕事ができるなんて、予想もしていなかったし、かつてのホームレス時代の食べたいものが食べられなかった記憶を思い返すと、次第に涙が浮かんできます。

夏が訪れると、湿気はますますひどくなりました。毎週末は佐賀の自宅に帰っていましたが、福岡に戻ると、ときどき、黒い染みみたいなものが付き始めていました。カビでした。お盆休みに入ると、数日間、部屋を閉め切って、留守にしましたが、部屋に戻ってくると、大変な事態に遭遇しました。畳が真っ黒。服も黒の斑点ばかり。完全にカビにやられました。家内に相談すると、一度は肺転移を指摘され、肺が弱いことを体験しながら、こんなカビ地獄の中で生活すると、再び、転移性肺がんになってしまうといわれました。半年間の生活体験から、確かに一理あるなあと感じました。そこで、学生用の1Kくらいのマンションあるいはアパートの方が生活しやすいし、カビがはえる可能性も低いため、がん再発予防のために、引っ越すこととしました。仕事上、駅に近い方がよく、毎月の家賃や部屋の構成などをアパマンショップで説明し、探してもらった結果、比較的良い物件を見つけることができ、早速そこに引っ越すことにしました。八階なので、風通しもよく、かびが発生する可能性もなく、すこぶる快適に生活できまし

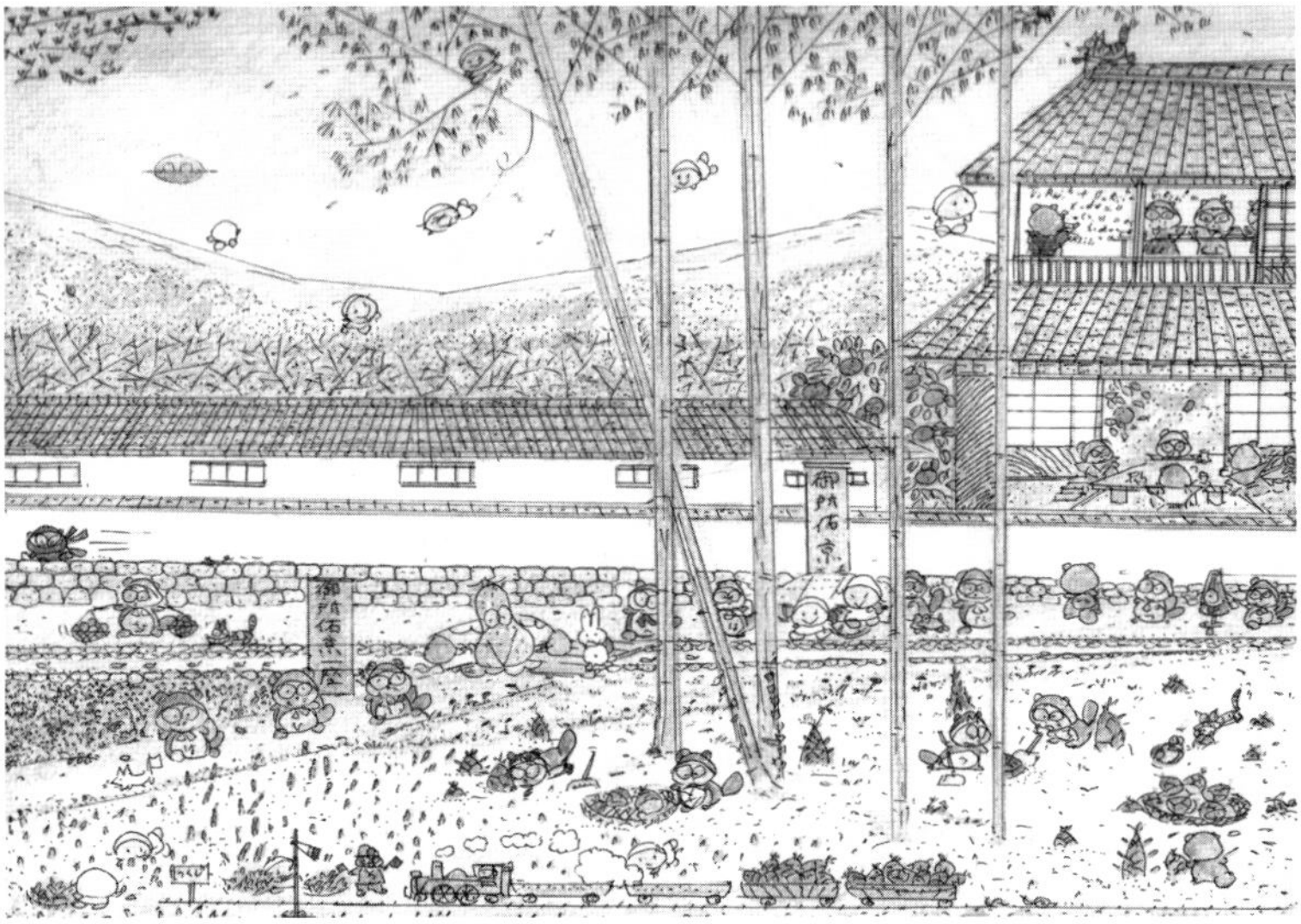

た。がんの再発予防には、運動や食事も重要と考え、毎日、約三十分のジョギング、スーパーに足を運び、惣菜を買うか、自炊するか、いろんな工夫をしながら、毎日の生活をエンジョイしていきました。やはり、楽しく生活すること、職場で毎日、世間話ができる人がいることは、がん再発予防のために、一番大切なことだと感じました。こんな素朴な生活が一年半ほど無事に過ごすことができたのは幸いでした。

第5章
再び訪れた最悪の出来事

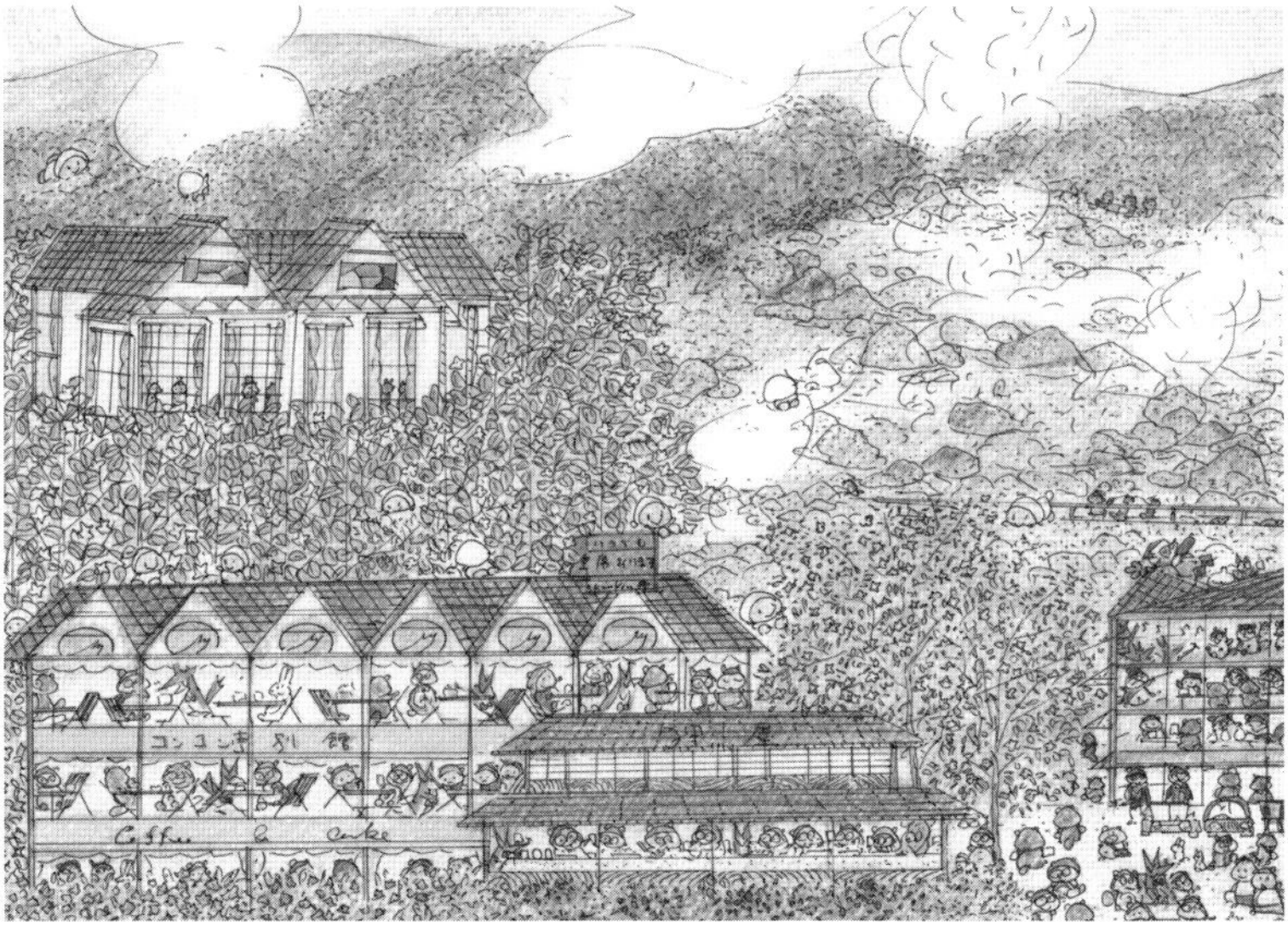

職場を異動して、一年九か月が経過しようとした頃、三年目の人事の話が出てきました。私は副センター長をしている関係から、次期センター長の選挙に出ることになりました。組織が大きいので、自分では無理と思っていましたが、断る勇気もなく、選挙に出てしまいました。これが大失敗でした。候補者もある程度の経験と年齢を得ている方が望ましいのも当然ですが、令和一年十二月頃から、武漢で発生した可能性の高い新型コロナ・ウイルス感染症（COVID-19）の影響もあってか、大学の会議も遠隔会議など新しいシステムの変化にうまく適応できていなかったと思います。もう一人の方は、B大学の出身の方で、立派な方でしたので、自分がなることはないと思いました。しかし、結果は、私が選ばれてしまいました。この頃からでしょうか、この先、どうなるのか、人事を円滑に進めることができるのか、多量に送られてくるメールを適切に振り分けることができるのか、他大学出身の自分が周囲の方々と円滑に人間関係を取り持つことができるのか、振り返れば、不安だらけだったのです。案の定、徐々に、気分がすぐれず、朝起きの気分は最悪となってきたのです。記憶力も低下するようになりました。自分ではそれほど業務に支障をきたしているとは思っていなかったのですが、新聞のコラム欄に大学の現状を書いたことが責められました。自分のやっているすべてのことに自信を失い、徐々にうつ状態に陥ってしまったのです。出勤は出来ていましたが、マンションに帰ると、そのまま布団に横になり、豆乳やお茶、菓子パンなどを無理やり口に入れ、ひたすら寝るだけの生活。「助けてくれ」と叫びたいが傍には誰もいない。家内も大変だから、心配かけたくない。娘たちも家庭があるから、ここに来てもらうのも気が引ける。自分で我慢すれば、済むだけのこと。死にたくても、死ぬ勇気も気力もない。ひたすら時間が経つのを待つだけ。一人だから、気を使うこともないのは、幸いだったかもしれません。「耐えるんだ」と何度も自分に言い聞かせ、子供時代の自分を思い浮かべ、亡き両親を思い浮かべ、祈るように手を合わせました。ただ、腎臓がんが脳へ転移する可能性はほとんどないと聞いていましたので、脳転移の可能性はないと自問自答していました。役職を辞退し、残りの在職期間をうまく過ごして、定年を迎えたいと祈っていました。もう一人の方は、堂々とした五十代後半の方で、皆さんの信任が得られ、正式にセンター長を引き受けられ、無事に一連のエピソードを終えることができました。総長への挨拶も結局、二回ほど訪問し、そのやわらかい、穏やかな対応やことばにも癒やされ、感謝の気持ちでいっぱいでした。

しかし、どういうわけか、わからなかったのですが（今もわかりません）、職場の同僚が何も伝えず、突然、ただ検査に同行しますということで、B大学病院に精査目的で受診することになったのです。二日間の検査結果で、初期認知症の診断を受けることになり、すべての相談業務から外される結果となったのです。これはあまりにもショックで、涙も出ず、茫然とした毎日が続きました（のちに考えると、私はもうここの組織には必要ではないことを暗に意味していたのでしょう。ただ、私の患者さんで教員の方が四十三歳で、この意味を察知されたそうですが、家族を支えるために、十七年間、この矛盾と闘った方を知っていたので、私の辛さなど、到底及ぶものではありません。私の体験は序の口レベルでしょう。社会には、このような大人のハラスメントみたいな社会現象を知りえたことは貴重と言わざるを得ません）。大学病院から紹介されたクリニックでは、あなたの物忘れは、うつ病あるいはうつ状態に罹っていることから生じていると診断され、抗うつ薬を処方されました。ただ、がんの脳転移ではないことを証明できたことには、感謝しました。自分が勤務する佐賀市のクリニックにも、物忘れを主訴としたご婦人がのちにうつ病だったということもすでに数件、体験していましたので、自分もそうなんだろうなあと思えるようになりました。また、メモリーメンタルクリニックの院長のお人柄に癒やされました。精神科医がメンタルクリニックに通院することもさすがに、辛い体験でしたね。しかし、自分が患者さんになるというのは、人の気持ちを理解する上で貴重な体験。世間体なんかどうでもよい。みんな人間一緒なんだ。誰だって、病気になる。その病気がどんな病気であれ、医師として社会に貢献できれば、それでよいのではないか、プライドもへったくれもない。むしろ、変なプライドが治療の妨げになることもある。医師が完璧でなくてはならないという勝手な思い込みをもった持った医師は、患者さんの気持ちを理解できていないのではないかと思えるようになりました。その後、同僚で忙しく業務に従事されている先生方の論文を英訳したり、博士課程を卒業されても、学位を取得できなかった方の指導をしたりして、毎日を過ごしました。

毎朝、話すのを楽しみにしている技術職員の方から、貴重なことばを学びました。それはB大学の初代センター長が残された言葉で「**健康科学は『タカラ探しの科学』です**」という格言でした。その先生はさらに「これは以前、私の教え子が、レポートで見事に表現してくれたのですが、健康科学と医学があります。健康科学は、タカラ探しの科学ですね」と。感動しました。安心しました。私の仕事は、人の悪いところを発見・指摘するのではなく、人の良いところを見つけてあげることが最も重要な役割なんだとわかった時点で、私の不安は吹っ飛びました。その先生のインタビュー記事を読むと、終わりの箇所で、「タカラは増やせるものです。毎日、毎日、自分に何が使えるか、何が駄目かを、見極めながら、過ごしています。一日終わると、毎晩往生。翌朝は毎朝誕生の心境です。人生が毎日増えていくんですね」と。この格言は私の部屋に貼り付けています。私の視野はまだ狭いですね。もう六十四歳になりますが、勉強不足。がんになったのも、人の心や気持ちを十分理解していないために課された宿題みたいなものですかね。十年が経過しようとしているのに、人の本質を理解しえていない。毎朝、技術職員の方とコーヒーを飲みながら、煎餅を食べて、二年以上が経つのに、毎回、自分が如何に世間知らずかを思い知らされています。毎日が勉強の連続。患者さんの診察から学んでいることも同様で、何歳になっても、教えられることばかり。自分がいかに狭い世界しか体験していないか、痛切に感じます。家内から学ぶことも多いのですが、人はどのようにして、世の中の人々の考え方を理解できるのか、自分にとっては謎です。死ぬまで、学びの連続でしょうね。それにしても、私に与えられる体験はとにかく、辛いことが多すぎるのですが、これも大したことではなく、もっと辛い人は山ほどいるのに、自分がそう思っているにすぎないのでしょう。少なくとも、技術職員の方とのお茶のみ話は、私が在職している限り、毎日続くのでしょうが、毎回、驚くことばかりで、私の人間としての未熟さが露呈されています。私ががんにかかったことは不運ではなく、自分の人間的な成長を遂げるための踏み台に過ぎないととらえるのが、妥当かなあと思っている今日この頃です。

この間、突然襲う右下肢痛。歩くのが困難となり、右下肢を切断してほしいくらいの激痛が走るようになりました。ただでさえ、うつ状態との闘いなのに、この激痛で右足を引きずりながら、どうにか歩いていました。令和三年五月の始め頃からみられるようになったと思います。うつ状態に陥ると、これまで続けてきたジョギングをする意欲もなくなり、駐車許可書の交付もしてもらえず、毎日、自転車通勤の生活に戻りました。雨の日は大変でしたが、運動療法の治療を受けていると考え、いい意味に捉えるようにしました。しかし、どうしても痛みが引かないので、整骨院に通院を始めました。ここで、再び、自分の身体の故障に気づかされました。私の子供と同じ年齢の先生でしたが、私の体の構造的欠陥を発見してくれ、治療を施してもらい、痛みを受け入れ、どうすれば、軽くなるかを学びました。すばらしい先生だと思います。「左腎臓がんで摘出術を受け、右腎臓だけで生きています」と伝えました。私の右足と左足を持ち上げながら、比較していたようですが、私の右足が重いことを指摘されました。つまり、右足が腫れていたのです。右腎臓が定位置より、下に落ちていることも同時に発見されました。確かに、右足を上に持ち上げると、心身ともに楽になり、痛みが軽減することにも気づきました。そもそも、右腎臓だけで、血液をろ過して、十年が経過しており、腎臓もくたびれているはずです。右足が腫れるのも、理解できます。整骨院の先生の話によれば、右足指の力をつけて、歩行時に足指で地面をつかむように歩くとよいでしょうと。また、姿勢が猫背ぎみになっているので、姿勢を真っすぐにすることで、腎臓の位置が上の方へ動き、血管を圧迫しなくなるだろうと。身体の構造というのは不思議ですね。やはり、こころの歪み（物事の捉え方）やからだの歪み（姿勢や歩行）を整えることは、健康を維持する上で、不可欠なんですね。それに気づいただけでも、整骨院に通院する価値があるなあと感じました。何事も、辛い体験は無駄ではなく、学びのきっかけになっているんですね。がん十年間は無駄な時間ではなく、自分の知らない世界への気づきを深めています。病気から学ぶことはこれからも無限にあると思いますが、とりあえず、今、生きていることの有難さ、貴重な体験を現在もまだ続けていることに感謝しないといけないですね。

第6章
がんの発生と現状および新型コロナ・ウイルス感染症との関連

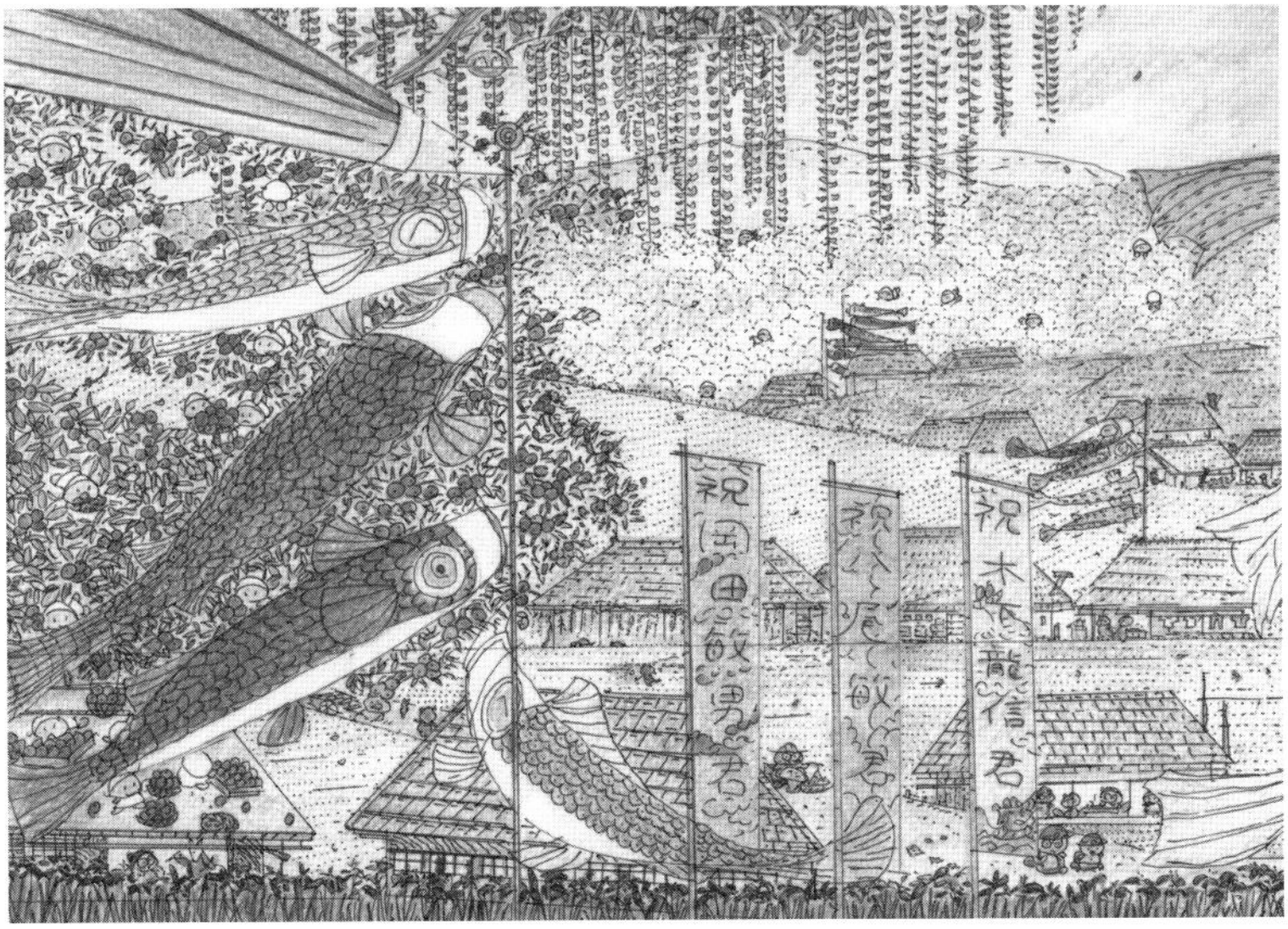

日本人男性の三人に二人、女性でも二人に一人が経験する「がん」。誰にとっても無縁な病ではありません。この難敵と向き合うには、まず「敵を知る」ことから。がん治療一筋の専門医で、東京大学特任教授の中川恵一先生が、知っておきたいがんの最新知識などを紹介されています。中川先生の解説によれば、がんの発生原因の半分程度が生活習慣によるものだといわれています。現在、新型コロナ・ウイルス感染症の問題で、世界は大混乱。日本においても、毎日のニュースの話題はこればかり。がんの問題がニュースに取り上げられることがほとんどありません。確かに、コロナ問題が社会的な大問題になって以来、多くの人が慣れない在宅勤務を行うようになりました。在宅勤務になると、そのストレスから、喫煙や飲酒が増える可能性があります。とりわけ、通勤をしなくなることで、運動不足が進むことは確実でしょう。仮に、運動不足から肥満が進み、糖尿病になるとがんのリスクも高まります。がん全体では二割増、膵臓がんや肝臓がんでは二倍にもなります。在宅勤務が長引くことで現役世代でのがん患者さんが増加する懸念があります。在宅での運動をいかに確保するかが課題となります。まずは、こまめに体重計に乗ることを彼は勧めています。また、在宅勤務や雇用への影響も長引けば、メンタルサポートも重要であると強調しています。

(二) がんはどうして生じるの?

がんは症状を出しにくい病気とも言えます。ましてや、早期がんでは無症状であることがほとんどですから。私の場合もそうでした。しかし、早期発見には症状がなくても定期的に検査を行うがん検診が欠かせません。緊急事態宣言が出てからは、がん検診や人間ドックは事実上中止されています。現時点では、やむを得ない措置とは思いますが、コロナ禍においても、がんの早期発見の重要性は変わりません。日本のがんのうち罹患数が最多の大腸がんの場合、検診で発見されるようなⅠ期の十年生存率は九〇・二%ですが、転移があるⅣ期では十二・七%と大きく低下します。二番目に多い胃がんでも、Ⅰ期とⅣ期の十年生存率は九〇・二%と四・四%と、大きな差がみられます。コロナ・ウイルスへの対策は必要ですが、年間一〇二万人近くの日本人が、がんに罹患し、三十八万人以上がこの病気で命を落としていることも忘れてはいけないと思います(中川恵一先生談)。今は、感染を予防しながら、企業活動の継続や事業の見直しに注力頂く時期ではありますが、環境の変化に応じて、がん検診の遅れを最小限にしていく必要があると彼は強調しています。

さらに、抗がん剤治療などによる免疫力の低下と感染リスクなど、治療を必要とするがん患者さんへの適切な情報提供も重要な課題となるでしょう。がんとは遺伝子がうまく機能しないために起こる病気です。細胞の複製を正しくコントロールするための遺伝子が障害を受けると、その結果、無秩序に細胞が増殖し、隣接する組織の中に浸潤し、体全体に広がっていきます。すべてのがんは遺伝子の病気で、遺伝子が変異することによって引き起こされます。そのうちの、ごく一部のがんは遺伝します。変異は生殖細胞まで持ち込まれ、世代から世代へと受け継がれ、体全体の細胞の中に存在することになります。ほとんどのがんは、日常生活の中で起こる偶発的な変異によって引き起こされます。例えば細胞分裂の過程での複製の間違いや、放射線や化学物質のような環境要因による障害を受けた場合が多いようです。

ところで、がんはどのように生じるのか、考えてみます。がんは通常、一つの細胞から起こります。それぞれ異なる遺伝子あるいは遺伝子群によってコントロールされている一連の段階を経て、良性の細胞から悪性細胞への変化、さらには転移する細胞への変化が起こっていると言われています。それには幾種類もの遺伝子が互いに関連し合っています。がん遺伝子は通常、細胞分裂を促進します。

しかし、いったん変異や過剰発現が起こると、がん遺伝子は細胞に細胞分裂の信号を出し続けます。がん抑制遺伝子は通常、細胞分裂を抑制しますが、変異によって消失し、不活性化された場合、細胞の増殖・分裂が無制限に繰り返されます。

私たちの身体は、約六十兆個の細胞からできています。毎日一〜二％の細胞が死にますので、細胞分裂によって、減った細胞を補う必要があります。しかし、細胞分裂の際に、細胞の設計図である**遺伝子のコピーミス**が起きてしまうことがあります。これが遺伝子の突然変異です。コピーミスの最大の原因はタバコで、ほかにも、発がん性物質や、自然に存在する放射線などによって、長い時間をかけて遺伝子にキズが蓄積されていきます。多数の突然変異を起こした細胞は、多くの場合生きていけません。しかし、遺伝子のうちの、ある特定の部分にキズがつくと、細胞は死ぬことができなくなり、止めどもなく分裂を繰り返すことになります。この「死なない細胞」が、がん細胞です。がん細胞は無秩序に増え続け、やがて塊としての「がん」となり、ほかの臓器の機能を阻害するようになります。がんは、細胞のコピーミスから生まれ、このコピーミスのがん細胞は、健康な人の身体でも一日に五千個もできます。

がん細胞ができると、そのつど退治しているのが免疫細胞（リンパ球）です。

免疫細胞は、ある細胞を見つけると、まず自分の細胞かを見極めます。そして、自分の細胞でないと判断すると、殺します。がん細胞は、もともと正常な細胞から発生しますので、免疫細胞にとっては「異物」と認識しにくいのです。それでも免疫細胞は、できたばかりのがん細胞を攻撃して死滅させます。私たちの身体の中では、毎日毎日、たとえば「五千勝〇敗」の闘いが繰り返されているのです。しかし、免疫による監視も、人間のことですから、やはりミスが起こります。生き残ったがん細胞がやがて、塊としての「がん」になっていくのです。がんは、見つかるまでに十年から二十年かかります。ひっそりと生き残った、たった一つのがん細胞は、一個が二個、二個が四個、四個が八個、八個が十六個と、時とともに、倍々ゲームのように増えていきます。死なない細胞ですから、時間が経った分だけ、細胞の数は増えていきます。たった一つのがん細胞が検査でわかるほど大きくなるには、先ほど述べたように、十年から二十年の時間が必要です。つまり、長く生きなければがんができる「いとま」がないとも言えます。

がんは、老化の一種です。長生きするとがんが増えるのは、突然変異が蓄積されるのと、免疫細胞の働きが衰えるからなのです。日本は世界一（現在は、香港が世界一の長寿国になりました）の長寿国になった結果、「世界一のがん大国」

になりました。しかし、子宮頸がん、大腸がん、乳がんなどは、働き盛り世代に増えていることを忘れてはなりません。また、がん細胞の特徴を垣間見ると、がんはヒトから栄養を横取りして増えていきます。がん細胞は、コントロールを失った暴走機関車のようなもので、猛烈な速さで分裂・増殖を繰り返します。また、生まれた臓器から勝手に離れて、他の場所に転移します。がんは正常な細胞の何倍も栄養が必要で、患者さんの身体から栄養を奪い取ってしまうのです。進行したがん患者さんが痩せていくのはこのためです。私も、普段、六十五キログラムあった体重が、五五キログラムまで減りました。がんが進行すると、栄養不足を起こすだけでなく、塊となったがんによって臓器が圧迫を受けたり、がんが原因の炎症が起こったりします。微熱などがそうですね。私は、微熱を放置していたので、発見までに相当長い時間がかかりました。

(二) 新型コロナ・ウイルス感染症とは?

話題は転じますが、今、世界的に問題となっている新型コロナ・ウイルス感染症について考えてみます。このウイルスがやっかいなのは、感染しても、風邪のような軽症であることが多く、八割は自然に良くなってしまいます。インフルエンザと異なり、症状が軽微なこの感染症では、多くの人々は感染しながら外を歩き回ってしまいます。症状の軽さこそが感染の広がりの原因になってしまうわけです。さらに、怖いのは、重症化する人も一定の割合でいる点です。このウイルスの「ロシアンルーレット」的な面が私たちを不安に駆り立てます。しかし、コロナ禍には終わりがあります。まずは、一人一人の行動によって、感染拡大を阻止して、早期の終息を目指す必要があります。その上で、職域や地域でのがん対策に遅れが生じないように留意する必要があるでしょう。

現在、世界的脅威となっている新型コロナ・ウイルスは、発見されたばかりの新興感染症ウイルスであり、**その詳細な生理学的・生態学的特性については現時点で未知の部分が多い**。ただ、これまでのコロナ・ウイルスとは異なり、**感染力が桁違いに強く**、二〇一九年十二月に中国での発症が世界で初めて報道されて以降、わずか数ヶ月で南極大陸を除く全世界に蔓延して、世界各国の都市部を中心に深刻な健康被害と経済的被害もたらした。そして社会不安が広がる中、分断と対立が国内および国家間で深刻化し、いつ衝突や紛争が起きてもおかしくない緊張状態が世界に広がっています。さらに変異株の出現などのために、感染者数は一進一退の様相を呈しており、大きな不安要因となっています。どうも、このウイルスによる感染リスクは世界レベルで長期化する恐れが高いようです。一方で、日本をはじめ、先進諸国では、ウイルス感染をコントロールしながら経済を回復させるという政策が展開されていますが、思うようにいきません。ニュージーランドや台湾のように、完全に新規感染者をゼロにするまで封じ込めて事実上の勝利宣言をする国もあれば、欧米のように、感染者の増加が続く中でも経済の再開を進める国もあります。我が国日本でも、「with コロナ」や「コロナとの共生」といった言葉でウイルスの存在を前提とした日常や経済活動の回復を目指す方針が示されていますが、経済回復を急ぐあまりに、このウイルスの存在を軽視・無視していいというわけでは決してないと思います。このウイルスが社会に潜伏する限り、我々はいつまでたってもマスクを手放せず、人と人との距離をとり続け、握手もままならないという世界に生き続けなくてはならないのが現状です。新型コロナ・ウイルスは、我々から人間らしい生活様式を完全に奪う病原体であり、人間社会において共存・共栄できる存在ではないことを我々は忘れてはならないと思います。人間社会に侵入してきたウイルスに対しては、我々はワクチンや特効薬という人間の科学技術によって確実にコントロール下に置く必要があり、それらの技術が確立するまでは我々は「感染を広げない」という利他的精神に則り、「with マスク」と「with ソーシャルディスタンス」を徹底する必要があります。そして、人類全体が社会に広がる不安と、それがもたらす分断と対立を乗り越えて、連帯と協調によってこのウイルスに立ち向かわなくてはなりません。同時に我々人間は、真の「ウイルスとの共生」を目指して、新しい自然共生社会へと社会全体を変容させていく必要があると思います。たとえ、この新型コロナ・ウイルスの危機を乗り越えることができたとしても、またもとの自然資源搾取型のグローバル経済に逆戻りすれば、さらに強力なウイルスが自然界から生まれて、人間社会を襲ってくることになるでしょう。この世界的な災禍の経験をどう生かして新しい生き方と社会をつくり出していくのか。地球環境での持続的な生き残りと発展をかけて人間の知性と理性が今、試されようとしています。新型コロナ・ウイルスの原因も生物多様性の破壊にあるのではないかと思われ、ウイルスの拡大には生物多様性という環境問題が深く関わっていると考えざるを得ません。そこで、ダニの研究をされている五箇公一博士が提唱している「ゾーニング」という考え方に私は強く共感していますので、ここに紹介させていただきます。

「生態系を含む生物多様性が急速に劣化し人間社会にも大きなリスクとなって

いますが、破壊しているのは人間活動によるもの。病原体にも本来の生息地があるが、その生態系を破壊することが新興感染症の出現につながります。そして、グローバル化により感染症が急速に拡大するようになりました。生物多様性の破壊を減速させ、**自然共生社会を構築すべきゾーニング（野生生物と人間の社会の線引き）**を大切にして、グローバリゼーションから脱却し、ローカリゼーションと持続的社会へのパラダイムシフトを図るべき「地産地消」（地域経済行動の確立）が行動変容として踏み出すべき第一歩だ」と述べています。

確かに、今回のコロナ騒動で私たち人間は、**自然共生**の真の意義と向き合う必要性を突きつけられました。このウイルスは自然界の中で野生動物の中でひっそりと生きていたと思われます。それを人間が自然破壊を繰り返す中で、人間社会にスピル・オーバー（噴出）し、グローバル経済に乗って瞬く間に全世界に拡散してしまいました。人類史上、これほどまでに急速に全世界レベルでパンデミックを果たした感染症は類を見ません。まさに現代のグローバル社会が生み出したシン・ゴジラ以上のモンスターであるといえます。同時にこのウイルスは、人間の行動変容を求める生態系からの使者といってもいいかもしれません。生態系は、美しい空気や水、豊富な食料資源を供給してくれる、安定した生物圏を維持してくれるという、人間社会にとってはなくてはならない機能を生み出すシステム。そのシステムに多種多様な生物がパーツとして組み込まれており、すべての種が機能連鎖のなかで重要な役割を果たしています。一見して生態系の中では生物種同士は、お互いに支え合い、人間もその中心にいるような錯覚（幻想）を抱きがちだが、実は生物の世界はそんな甘いものではなく、常に自分の遺伝子のコピーを少しでも多く残さんと個体同士、種同士、お互いに隙があれば、相手の「取り分」や生命すらも奪おうとせめぎ合って生きている。生物の究極的生存意義は「奪い合い」にある。増え過ぎれば、天敵のいい標的となり、減り過ぎれば絶滅のふちに立たされる。絶滅すれば、代わりの種がすぐに進化してその穴（取り分）を埋める。生態系とは支え合いで成立するシステムではなく、足の引っ張り合いの張力でバランスが取れている世界。そんな世界の中に人間も裸で放り出されれば、あっという間に野生生物の餌食となってしまいます。人間という最弱動物がこの地球で生き残れたのも、ヒューマニティという赤の他人をも思いやる「助け合い（相互互恵）」の形質が進化したからこそ。文明と文化を手に入れたことで人間は、生物多様性に立ち向かい、対等に生きるチャンスを得て、今の繁栄を得ることができました。まさに、人間社会の歴史は生物多様性との戦いの上に成り立っていると言えます。そんな人間も化石燃料を手に入れてから、人間という種本来の能力をはるかに超えたパフォーマンスを手に入れ、破壊と略奪の限りを尽くし、今や生物多様性と対等な関係ではなくなってしまいました。その結果、生態系システムにも狂いが生じ、水資源の枯渇、汚染、温暖化といった環境問題を引き起こしています。そして増え過ぎてしまった人口は、自然の摂理から天敵の格好の標的となり、我々人間もいよいよ食われる立場に立ち始めました。その天敵がウイルスかもしれません。がん細胞も、新型コロナ・ウイルスと同様に、人間の体内に共存できず、人間を無視して、とてつもなく細胞を増殖させ（がんは新生物ともいわれます）、人間を死にいたらせてしまいます。**共存不能な細胞の増殖**が、「がん」だと言っても過言ではないでしょう。

　五箇公一博士は、さらに次のようなことを追加しています。この新型コロナ・ウイルスは、人間に自然の猛威を思い知らしめただけでなく、人間の「利他的」な精神が試された。このウイルスの恐ろしさは、エボラのようにかかった本人が死に直面するという恐怖ではなく、膨大な不顕性感染者がいることで、相手に感染させて、相手を殺してしまうかもしれないという不安と恐怖をもたらすこと。その一方で「**自分さえよければいい**」という原始的かつ利己的な性も呼び起こす。

特に都市化が進んだ日本では、自然の脅威からも離れ、自分一人で生きていけるという環境が、人のことより自分のこと、今の自分が大事、という利己性が優先されています。このウイルスを制するのは「利他行動」(つまり相手を思いやる心と行動)をきちんと人間がとれるかどうかにかかっている。それは、人間の「今の自分が一番大事」という性から抜け出せるかどうかにかかっている。このウイルスは実にしたたかで、不顕性感染というかたちで姿を消すことで、人間が活発な経済活動を続ける限り、永遠に人間社会で巡回し続けることができる。人間の欲望という性に巧みに潜んで生き続けるウイルスだと言えます。新型コロナは瞬く間に全世界に感染拡大したことで、いま人類全体が利他的な人間性を試されていると。この新型コロナは我々人類の自然との向き合い方・関わり方に大きな誤りがあったこと、そしてこれからの自然共生のあり方を考え直す必要性も突きつけている。すなわち未来世代という「他者」に対して「利他的」な行動変容を取れるか否かが問われていると強調しています。これからも人間がこの地球上で生き延びて、社会の持続性を維持していくためには利他的人間性を取り戻し、そして、自然に対しても「利他性」をもって向き合っていかなくてはならないでしょう。他種の取り分を取り過ぎず、他種の住処を荒らさず、ときには他種を慈しみ、ときには他種と対決し、生物多様性と対等な関係をつくりあげていくことが課題となります。

持続的社会実現のための自然共生のあり方のヒントは、我々日本人の祖先たちが築き上げてきた歴史の中にある。縄文から一万年も続いた循環型コンパクト社会、江戸の鎖国時代を支えた地方分散型社会、これらのシステムに現代社会のテクノロジー（インターネット、ＡＩ、３Ｄ、バーチャルリモート・・・）および自然再生エネルギーを組み合わせることで、日本は地方でも豊かに楽しく安心して暮らせる自立型・循環型社会「ネオ里山」を構築することができました。このシステムはかねてから唱えられている「里山イニシアティブ」として、世界の指針にもなるでしょうと。コロナの後に理想社会に向けて我々はまず個人として何ができるのか。その一歩は「地産地消」。自分の足元・地元から循環型経済の一歩を踏み出そう、と述べているのです。

（三）「ゾーニングの破壊」こそがすべての原因か？

本書の当初の目的であった「がん十年」の振り返りというタイトルから、かなり離れた世界的な問題へ展開していったことは、かなり無理があると思います（失礼！）。しかし、がんもコロナ・ウイルスも自分たちが素朴な生活から離れて、莫大なエネルギーをもって、個人を死に至らしめているのは共通しているでしょう。その根本的な問題解決は、相手の領域に踏み込まないこと、すなわち相手が生活している世界に無理に侵入しないことを学んだような気がします。

私は、現在、A大学勤務を〝卒業〟し、B大学に勤務していること自体も、ある意味でゾーニングを侵していることになるでしょう。こういう問題は、実社会では大なり小なり、どこにでもある話です。他人の土地に踏み込むことには、かなりのリスクがあるし、人間関係を維持していく上で、無理があることも実感しました。その背景もあり、私はうつ状態に至り、苦しみながら、やっと寛解状態となり、本書を書いているのが現在です。かなり、自分の人生の中で、勉強になりました。残り一年と数か月で定年となるわけですが、いつまで経っても、人生は勉強ですね。がん体験も振り返ると、辛い日々でしたが、生き残れたことは幸

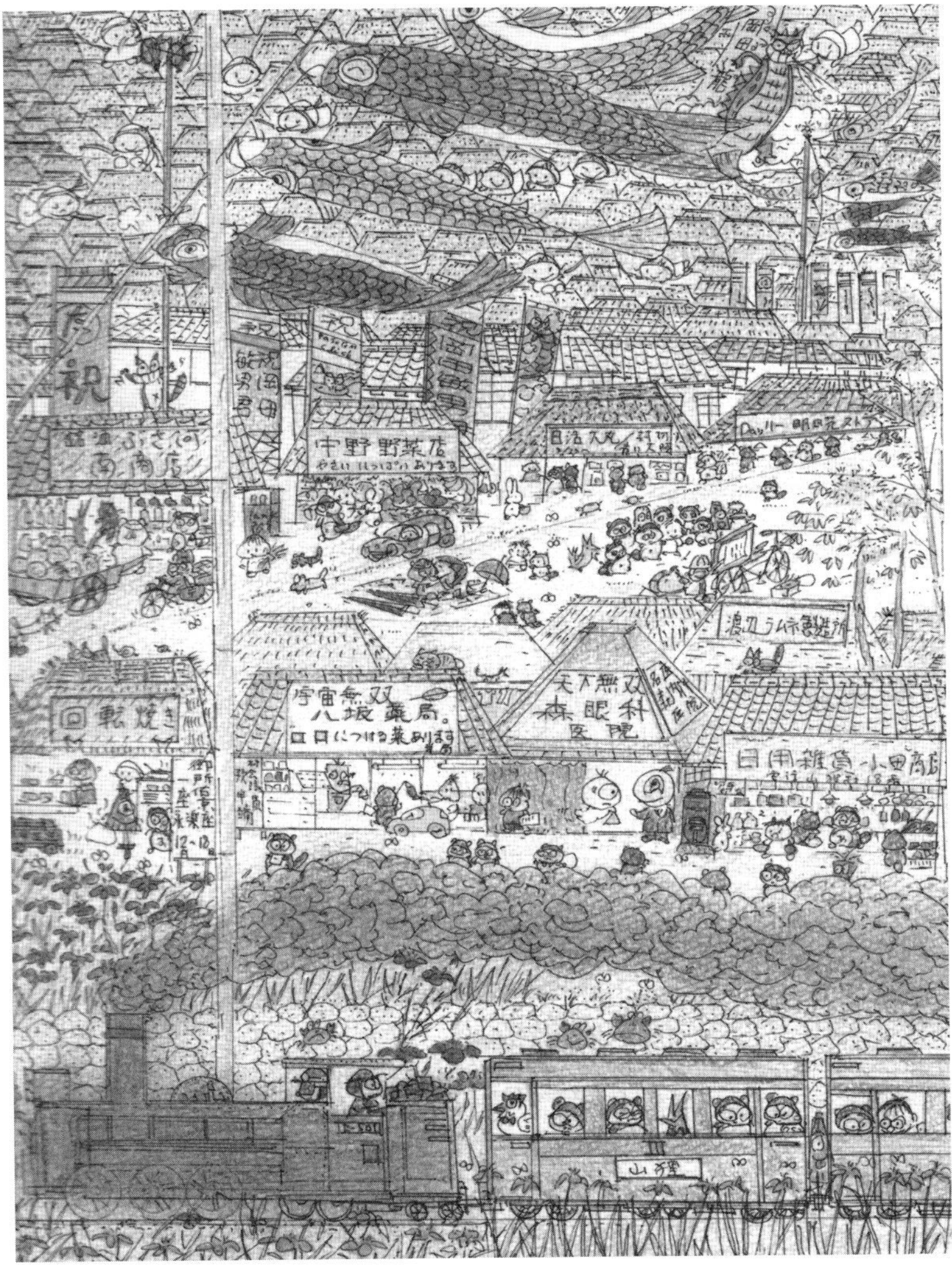
祝
中野野菜店
やさいいっぱいあります
回転焼き
宇宙無双
八坂薬局
口口につける薬あります
天下無双
森眼科
医院
日用雑貨 小田商店

いだったし、Ｂ大学という知名度の高い大学で仕事ができたことも幸いでした。この一年数か月、十分な仕事もできないまま、新型コロナ・ウイルス感染症にどれだけ多くの方々が苦悩されたかを考えると、私の苦痛は取るに足りません。私の勤務する非常勤のクリニックで、家族を支える経済的な問題（貧困）と闘っている患者さんの現実を垣間見ると、所詮、私の悩みのレベルは比べるほどの価値もありません。ただ、この一人の超優等生のがん患者がどのように悩み、それを乗り越えていったかを知ってもらえるだけでも、私としては嬉しいのです。ありがたいのです。さて、最後の章で、最終的に、私が考えている残りの人生をどう過ごしていけばよいかを考えてみたいと思います。

第7章
がんと自己超越性

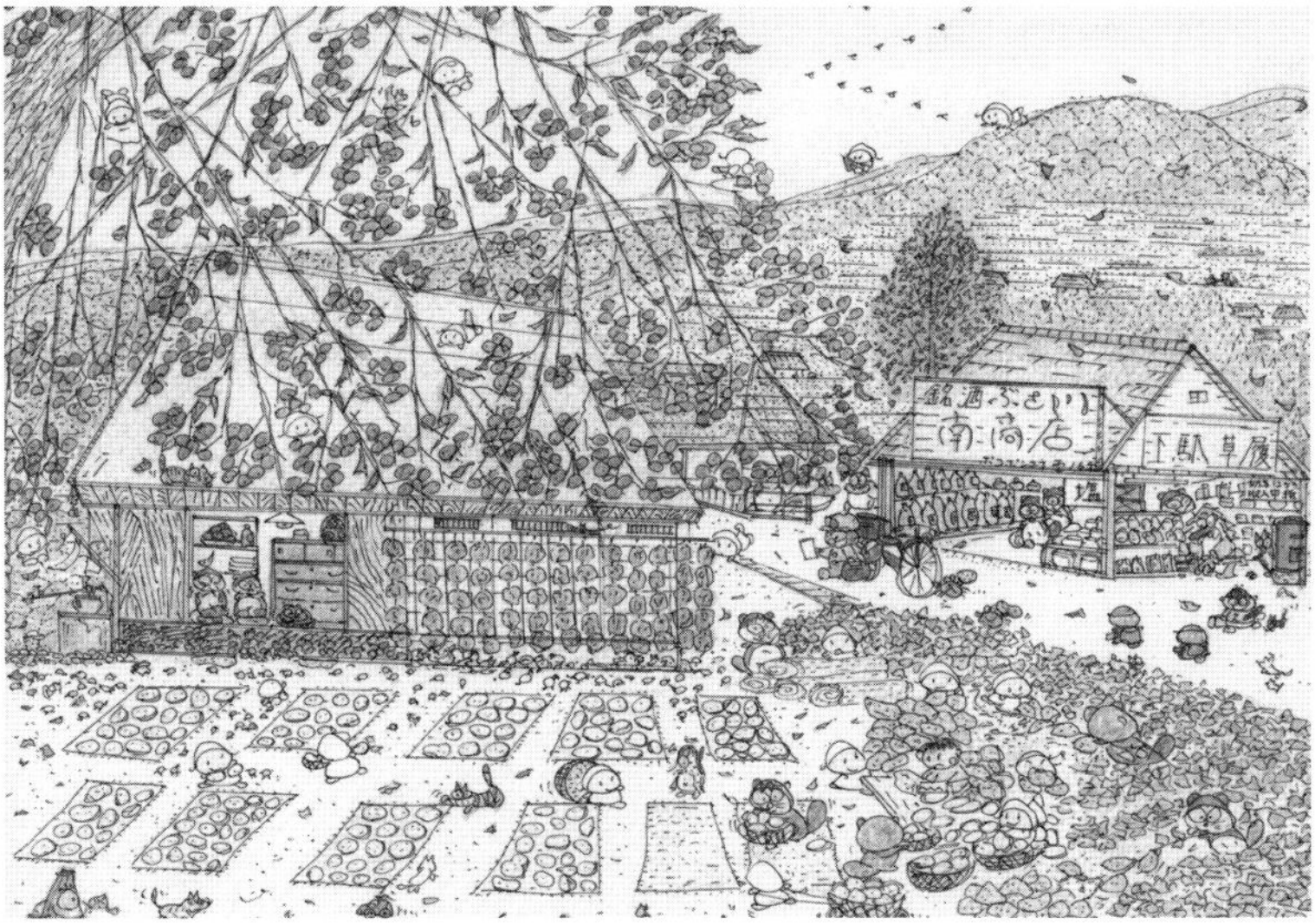

自己超越欲求というものがあることをご存知でしょうか？人間心理学の祖といわれるアブラハム・マズローが唱えた「人間の欲求」は5段階だといわれていますが、その上には、最終段階といわれる「自己超越欲求」があるのです。

マズローの欲求は下記のような段階に分かれます。

第1段階「生理的欲求」
第2段階「安全欲求」
第3段階「社会的欲求（帰属欲求）」
第4段階「尊厳欲求（承認欲求）」
第5段階「自己実現欲求」です。

そして、自己超越欲求とはこれらの欲求を超えた最も高次元の欲求を指します。自己超越欲求を一言で表すなら、「自己の欲求＝一〇〇％他者（社会）のため」になる状態です。自己の欲求でありながら、文字通り自己を超越している状態を示しています。

自己を超えた時に、はじめて自己実現できると。普通「欲求」というと、最も高次だと思われがちなのが「自己実現」の欲求です。自己実現とは、「自己の可能性を最大限に引き出した状態になりたい欲求」だといえると思います。しかしながら、マズローや著名な心理学者が唱えていることは、「自己実現」は最も高次な欲求ではない、ということです。最も高次な欲求は「自己超越欲求」だといわれており、「自己実現」とは、自己超越によって副次的結果としてのみ達成されることであり、自己超越を達成した時にはじめて、人間は人間本来の本質を表し、自己の実現を達成できるということです。つまり、簡単にいえば、「**人間は、自分自身ではない誰かのために、自己を超えて物事を達成した時に、はじめて自己実現できる**」ということです。私はこの言葉の持つ意味は、「真のイノベーション」に求められることと全く同じだと思います。自分が成したいことが「自己のため」ならイノベーションは起こらない。イノベーションとは、社会的に意義のある価値を創造することです。ですので、イノベーションとは「自己の思い」のために価値を創造することではないということです。あくまでも社会（他者）のために意義のある価値を創造することです。ウィキペディアによれば、「イノベーション（英: innovation）とは、物事の『新機軸』『新結合』『新しい切り口』『新しい捉え方』『新しい活用法』（を創造する行為）のこと。一般には新しい技術の発明を指すという意味に誤認されることが多いが、それだけでなく新しいアイデアから社会的意義のある新たな価値を創造し、社会的に大きな変化をもたらす自発的な人・組織・社会の幅広い変革を意味する。つまり、それまでのモノ・仕組みなどに対して全く新しい技術や考え方を取り入れて新たな価値を生み出して社会的に大きな変化を起こすことを指す」と記載されています。マズローの欲求とイノベーションの定義を掛け合わせれば、イノベーションに必要なことが明確になってきます。繰り返しになりますが、マズローが定義する欲求のうち、下位の欲求、第1段階「生理的欲求」、第2段階「安全欲求」、第3段階「社会的欲求（帰属欲求）」、第4段階「尊厳欲求（承認欲求）」の段階にいて、この欲求を求めて生きている限りではイノベーションは起こせません。これらはあくまでも自己の欲求です。他者のための欲求になっていません。もし自分が成したいことが「自己のため」ならイノベーションは起こらないということです。何度も繰り返しになりますが、「一〇〇%他者のために、どのような価値を創造できるか？」という境地に立たなければならないということです。そうすればイノベーションが起こる可能性が生まれ、そして、それを達成できた時にはじめて、結果的に自己の実現につながります。

私の術後十年は、このようなことを知らないで、「いのちの電話」「被害者支援ボイス」に参加するようになりました。なぜ参加するようになったのか、自分ではわかりませんが、ボランティア活動に参加すれば、長生きできるのではないかという単純な動機だったと思います。イノベーションということばすら知らなかったし、そんな高貴な目標を立てていたわけでもありません。生きている限り、誰かの役に立ちたいという素朴な考えだったと思います。私はただ、平穏無事な人生を送れば、それはそれで幸せだったと思いますが、がんという障害を抱えて、もっともっと高い自分に到達できるのではないかと考えました。普通の人生ではなくて、障害をもってもそれを乗り越えようと努力する自分を目指したのです。どうせ、誰でも命には限界があります。こんなつまらない自分でも、死ぬ時には、背伸びをしたいと夢をみました（背が低いというコンプレックスをずっと抱えて小中高大学を過ごしましたが、スポーツではいつも補欠でした）。ただ純粋に生きようとし、立派になりたいと思っていましたが、今になって思えば、その姿こそが自己超越欲求の段階へいくために不可欠であり、イノベーションへと繋がる姿ではなかったかと。

私はかつてA大学の医学部大学院（修士・博士）の教員も併任していました。そこに、突然、訪れたのが、看護師の岩本利恵さんでした（現在、C歯科大学看護学部教授をされています）。医学博士を取得したいと希望され、どんなテーマですかと尋ねると、即座に「自己超越性」と答えました。その当時、彼女は、難病支援センターのボランティア活動を行っていました。私も何度か、そこに足を運んだことがあります。彼女は、自己超越性の調査分析から、「難病患者さんは健康な人より生きる力が強く、幸福感も高い」という結果を報告し(39、40)、それで医学博士号を取得しました。彼女のこれまでの成果によれば、**自己超越性とは、人が危機に直面した状況でも、生きる意味や目的を見つけ、問題に対処して自分らしく『生きる機能』のことです。**最近日本でも普及し始めたスピリチュアルケア(死に対する不安や恐怖、人生の意義や生きがいに関する悩みに対するケア)の重要な概念でもあります。「私は看護師時代、終末期のがん患者さんのケアに当たり、なかでも自宅転帰させる、というテーマに取り組んでいました。そこで一人ひとりの思いを聞いていると、『病院で最後まで闘いたい』と望む人もいて、一概に自宅転帰が良いとはいえないことがわかりました。また、人生の最後を自分らしく迎えられるのは、『自分の病気と向き合い、残された人生をこう生きようと決め、それを遂げられる人。そして、家族もその思いを理解している』との気づきがありました。では、どうすれば本人ならびに家族を対象とした自己超越性の調査分析からも、その人らしく生きる方法があるのだろう――つまり、自分を見つめ直すという概念を研究したいと考えました」と述べていました。私もがんと闘っていましたので、共感しました。具体的にはどのような方法で自己超越性を知ることができるのですかと尋ねると、

「日本では研究者も論文も少ないのですが、元愛媛大学の中村雅彦先生の自己超越性尺度があり、それとWHOが開発した主観的健康感尺度（心の健康度・心の疲労度）の計三種類の尺度を使い、アンケート調査と面接を実施しました。いきなり難病患者さんを対象にすると比較ができないため、まずコントロール群として、さまざまな職業、あるいは無職の方など約一八〇〇人にアンケートを実施しました。その後、難病患者さんに絞り込んだ調査のため、難病相談・支援センターを訪ねました。当初は研究テーマの説明と調査・依頼が目的でしたが、センター長の三原さんたちの活動にふれ、まず人とのつながりをつくってから研究をスタートしようと方向を変えました。

難病患者さんは身体的・精神的苦痛を伴う、人生を変えてしまうような状況に直面します。同じ疾患でも個人差があり、進行性の症状や寛解を繰り返すなど、長期慢性疾患として、病気と付き合っていかなければなりません。私は患者さんの気持ちを聞きたいと思い、一年間かけて、センターを利用するすべての患者団

体の相談会や交流会などに参加させてもらいました。患者団体のない難病の方の集まりにも出向きました。その活動の中で信頼関係を育み、タイミングを考慮しながら、アンケートと面接を実施。福岡県と佐賀県の男性二二名・女性二二名の難病患者を対象に、二年間かけて調査を行いました」と答えていました。

アンケート調査結果から、どのようなことがわかったかというと、以下の内容が答えでした。

「難病患者さんが、そうでない人よりも自己超越性が高いという結果です。発病後の衝撃から、それを乗り越えて病気を受容していく。考え方が前向きになり、患者さんの団体などに参加して、自分らしく活動する。そういったプロセスが自己超越性を高め、心の安寧を取り戻し、幸福感を高くすることが示唆されました。また、患者さんの団体など患者同士が支え合う場への参加も、自己超越性を高める影響を与えると判明しました。ピアサポートの効果ですね。この結果は、難病患者さんにとってはひとつの希望となり、また医療者やケアに携わる人たちの難病のとらえ方、患者さんへの接し方の変化にもかかわってきます。よく言われることですが、病気は回復の過程であり、病気になったからと悲観しなくてもよい、ということの裏付けともいえるでしょう。今後の課題も少なくありません。病気のステージや苦痛のレベル、性格（外向性／内向性）などの異なるサンプルを増やしていく必要があります。また、同じ人に継続して調査を行い、時間の経過による変化も見ていきたいと思っています」と。

なぜ、私にがんという難題を与えられたのでしょうか。さらに、うつ状態、時には希死念慮を伴うようなメンタル不全状態へ至ったのでしょうか。どうにか、生き延びることが現在のところできていますが、また、いつこれらの問題と闘わなければならない時が訪れるかもしれません。おそらく、この世に神様という存在がおられれば、今死んでもらったら、困るということでしょうか。私は、現在もメンタルで苦しんでいる方々のサポートをしています。それで生活も成り立っています。それらの方々を見放して、自分がこの世にいなくなることはどう考えても無責任です。「無責任な生き方をしてはならない！」という運命（命題）こそが、私の命を支えているのかもしれません。自分の勝手な理解では、その宿命こそが、自分の自己超越性と深くつながっていると思っています。もう、私はこれ以上、高いところへ登ることは必要ないし、また登ることもできない。以前から親しくしていたB大学出身の友人から教わりました。「今、自分が所属する職場の方々がみんな楽しく、同じ目標をもって、お互いに協力しながら、みんなと毎日笑顔で暮らしていきたいです」と電話で述べました。友人はこう答えました。

「まだ、お前はそんなレベルで生きているのか！それは無理だよ、ここでは。他人はもっと高い目標をもって、現在を生きているのだから。そんな考えをもつ暇があれば、みんなとの協調とか、そんな理想的な考えを捨てて、自分のやるべきことのみに専念しろよ」と。どうも、私は永遠の少年なのかもしれません。まだまだ、未熟で社会の仕組みがわかっておらず、夢ばかりを見ているんだなあと感じました。この年になっても、小学生の頃の自分とほとんど変わっていない。

最終章
がんと死の錯覚

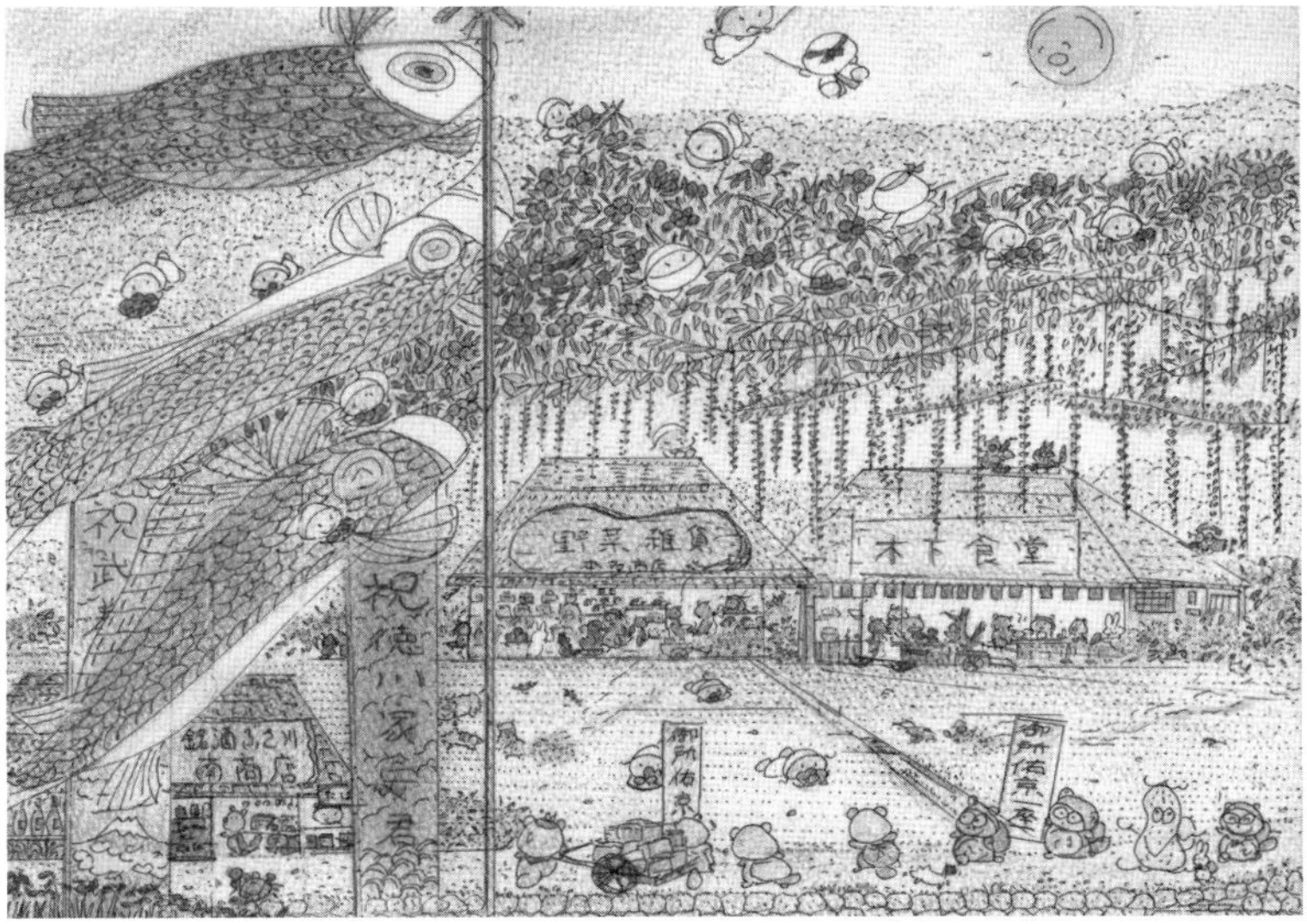

一般に、錯覚は知覚の誤りと考えられており、感覚・知覚・認識過程のどこかの部分がミスしたことで生じる、と認識されています。しかし、心理学でいう錯覚とは、間違いや誤りの類いではない。注意深く観察しても、予備知識があっても生じてしまう、人間の感覚・知覚特性によって作り出される現象を指すといわれています。現在、新型コロナ・ウイルス感染症も錯覚であればよいのですが、多くの方々が亡くなっている現実を鑑みても、錯覚というにはあまりにも残酷かもしれません。しかし、後から考えると、錯覚といえる時代だったと思えるときが来るのを望んでいます。

私のがんは、いつも再発という不安との闘いでした。また、死という恐怖（タナトフォビア）との闘いでした。人はあり得ない、しかし、あるかもしれないという対象をもちながら、生き続けなければならない恐怖の時期があるのかもしれません。いずれにしても、今まで、この十年間はただの「錯覚」だったのです。いろんな可能性に怯えながら日々の生活を送り、ああでもない、こうでもないと否定し続け、自分の空想の中で死をイメージしながら、どうにか生き続けました。下手に知識があったため、その不安や恐怖は漠然としながらも、莫大な力を持ち、自分のこころの中で闘い続けました。無駄な時間だったかもしれませんが、そういう考えを抱きながら、時にはもがきながら、過ごしてきました。しかし、誰もが死期を迎える時期が近づくと、自分の人生がほんの一コマの物語で、錯覚だったのかなあと思うのではないでしょうか。長い人生もあれば、短い人生もある。いずれも、地球の歴史からみれば、ほんのわずかな時間。このわずかな時間に何か存在価値を見出せるものを残したいという願望に駆られるのは、私だけでしょうか。

今、この十年間を振り返ると、死に至らずに、生きて過ごすことができた。死の錯覚でよかった。今、置かれている自分の環境もこれまでの人生の中でも、最悪かもしれませんが、それも錯覚に過ぎない。これからも自分に降りかかる不幸や不運に対しても、現実として受け止めるよりも、錯覚であってほしい。そう考えることができたのも、この十年間から得られた最大の幸福かもしれないし、収穫であったかもしれない。

私はずっと、この四十年間、現実から逃げてきました。その罪悪感にも苦しみました。ところが、二〇一六年十月期から放送された「逃げるは恥だが役に立つ」。このドラマを見て、救われた気持ちになりました。この「逃げ恥」の意味は、ハンガリーのことわざで「自分の戦う場所を選べ」ということだそうです。いま自分がいる場所、置かれている状況にしがみつく必要はない、自分の得意なことが活かせる場所へ行こう、逃げることも選択肢に入れよう、という意味だといわれています。

私たち日本人にとっては、「逃げ恥」は理想からほど遠い考え方ですね。「逃げずに辛抱せよ」というのが、これまでの日本人的考え方。しかし、現代の若者の中には、自分の理想郷を求めて、転職する人を比較的多く見かけます。それも人生なんですよね。私は、がんという重大な病気を抱えながら、がんと闘わずして、いろんなことに逃げてきました。結果として、再発の危機に遭遇した時もありましたが、どうにかすり抜けてきたように思います。「逃げるは恥だが役に立つ」という言葉は意味が深いですね。おそらく、ハンガリーの歴史の中で、戦時中、生き延びてきた人たちの教訓なんでしょうね。この辺で、私の物語を終わります。読んでいただき、ありがとうございました。

おわりに

私はこの十年間、多くのことを学んだ気がします。今も、毎日が学びの連続といえるかもしれません。その中で、もがき苦しんだこともありましたが、亡くなった友人のことを思えば、大した苦悩ではなかったでしょう。胸に転移の可能性が伝えられた時、焦りました。まだ、死にたくない。やりたいことが山ほどあるのに、このまま、生命がなくなるなんて……。しかし、それも錯覚でした。人生そのものが、自分の思い通りに進まない錯覚であるような気がします。そんな錯覚に苦しむよりも、「あるがままに」「ありのままに」毎日を過ごせばよいと思えるようになったんですかね。その意味では、この十年間は無駄ではなかったような気がします。

今は、世の中が病気。新型コロナ・ウイルス感染症によって、多くの方々が病んでいます。これも、いずれ私の病気と同じように、「錯覚」として受け止められる日がきっと訪れるでしょう。昔のように、マスクもせず、会話を楽しみ、酒を飲みながら、夢を語り、自由に、何も考えずに、時間が過ぎていく……。そんな日が訪れ、これまでの辛い日々をきっと錯覚だったと思える日が。どんなことも過ぎてしまえば、過去の思い出。さっさっと忘れてしまえばよいのに、どうして、私は自分の過去を文章にしてしまうのでしょうね。こんな人間がいたあかしを残したいのでしょうか。誰かに伝えたいのでしょうね。その誰かすらも、わからない。おそらく、自分に溺れているのでしょう。自己満足の世界に。

なお、挿し絵につきましては、中嶋稔さんの作品によるものです。佐賀大学在職時代、毎年送られてきて、学生さんの癒しとなっていました。心から感謝申し上げます。

さとうたけし

令和三年十二月

◆◆引用文献◆◆

1. Guy R. 1759 An Essay Scirrhous Tumors and Cancers. London: J & A Churchill.
2. Elliotson J. 1848 Cure of a True Cancer of the Female Breast with Mesmerism. London: Walton & Mitchell.
3. Paget J. 1870 Surgical Pathology, 2nd edition. London: Longmans Green.
4. Snow HL. 1893 Cancer and the Cancer Process. London: Churchill.
5. Evans E. 1926 A Pathological Study of Cancer. New York: Dodd, Mead.
6. Miller FR & Jones HW. 1948 The possibility of precipitating the leukemia state by emotional factors. Blood, 8, 880-5.
7. Greene WA & Miller G. 1958 Psychological factors and reticuloendothelial disease. Psychosom Med, 20, 124-44.
8. Greene WA & Swisher SN. 1958 Psychological and somatic variable associated with the development and course of monozygotic twins discordant for leukemia. Annals of the New York Academy of Sciences, 164, 394-408.
9. Le Shan L & Worthington RE. 1966 An emotional life-history pattern associated with neoplastic disease. Annals of the New York Academy of Sciences, 125, 780-93.
10. Bahson CB. 1969 Psychological complementarity in malignancies: Past work and future vistas. Annals of the New York Academy of Sciences, 164, 319-33.
11. Abse DW, van de Castle RL, Buxton WD, et al. 1974 Personality and behavioural characteristics of lung cancer patients. J Psychosom Res, 18, 101-13.

12. Bacon CL, Renneker R & Cutler M. 1952 A psychosomatic survey of cancer of the breast. Psychom Med, 14, 453-8.
13. Cppen A & Metcalfe M. 1963 Cancer and extraversion. Br Med J, ii, 18-19.
14. Schonfield J. 1975 Psychological and life experience difference between Israeli women with benign and cancerous breast lesions. J Psychosom Res, 19, 299-34.
15. Grissom JJ, Weiner BJ & Weiner EA. 1975 Psychological correlation of cancer. J Consulting and Clin Psychology, 43, 113.
16. Horne RL & Picard RS. 1979 Psychological risk factors for lung cancer. Psychosom Med, 41, 503-14.
17. Schemale A & Iker H. 1966 The psychological setting of uterine cervical cancer. Annals of the New York Academy of Sciences, 125, 807-13.
18. Heuser L, Spratt JS & Polk HC. 1979 Growth rates of primary breast cancers. Cancer, 43(5), 18888-94.
19. Derogatis LR, Morrow GR & Fetting J. 1983 The prevalence of psychiatric disorders among cancer patients. JAMA, 249, 751-757.
20. Bukberg J, Penman D & Holland JC. 1984 Depression in hospitalized cancer patients. Psychosom Med, 46, 199-212.
21. Huges JE. 1985 Depressive illness and lung cancer. I. depression before diagnosis. Eur J Surg Oncol, 11, 15-20.
22. Whitlock FA. 1978 Suicide, cancer, and depression. Br J Psychiatry, 132, 268-74.
23. Whitlock FA & Suskind M. 1979 Depression and cancer: A follow-up study. Psychol Med, 9, 747-52.

24. Peterson LG & Perl M. 1982 Psychiatric presentation of cancer. Psychosomatics, 23, 601-4.
25. Kerr TA, Schapira K & Roth M. 1969 The relationship between premature death and affective disorder. Br J Psychiatry, 115, 1277-82.
26. Brown JH & Paraskevas F. 1982 Cancer and depression: Cancer presenting with depressive illness: an autoimmune disorder? Br J Psychiatry, 141, 227-32.
27. Evans NJR, Baldwin JA & Gath D. 1974 The incidence of cancer among inpatients with affective disorder. Br J Psychiatry, 124, 518-25.
28. Plumb MH & Holland J. 1977 Comparative study of psychological function in patients with advanced cancer, I: self-reported depressive symptoms. Psychosom Med, 39, 264-76.
29. Leuter H 1973 Alterdepression-Ursachen, Epidemiologie, Nosologic. Akt Geront, 3, 247.
30. 木戸又三、武村和夫. 1981 重症身体疾患とくに悪性腫瘍のいわゆる警告うつ病について. 精神医学, 23, 885-92.
31. 東保みず枝、福岡寛、藤井薫. 1983 抑うつ症状が先行した悪性腫瘍の２例. 心身医, 23, 112-7.
32. 佐藤　武、上村敬一、武市昌士. 1988 うつ状態が先行した悪性腫瘍の３例. 九神精医, 34, 222-8.
33. Kissen DM, Brown RIF & Kissen M. 1969 A further report on personality and psychological factors in lung cancer. Annual of the New York Academy of Science, 164, 535-44.

34. Greer WA & Morris T. 1975 Psychological attributes of women who develop breast cancer: A controlled study, J, Psychosom Res, 19, 147-53.
35. Morris T, Greer S & Pettingale KW. 1981 Patterns of expression of anger their psychological correlates in women with breast cancer. J Psychosom Res, 25, 111-117.
36. Wirshing M Stierlin H Hoffman F, et al. 1982 Psychological identification of breast cancer patients before biopsy. J Psychosom Res, 26, 1-10.
37. Mastrovito RC, Deruire KS, Clarkin J, et al. 1979 Personality characteristics of women with gynecological cancer, Cancer Detection and Prevention, 2, 281-7.
38. Fox BH. 1978 Premorbid psychological factors as related cancer incidence. J Behaviour Med, 1, 45-133.
39. Iwamoto R, Yamawaki N & Sato T. 2011 Increased self-transcendence in patients with intractable diseases. Psychiatry Clin Neurosci, 65, 638-47.
40. 岩本利恵、佐藤　武. 2013 難病を抱える患者における自己超越性の強化. 精神経誌, 115, 561-9.

◆◆筆者らの参考文献◆◆

□ 他科医の精神科的援助に関する意識調査．精神医学 1987; 18: 275-281.

□ 他科における向精神薬の投与状況（Ⅰ）－コンピュータ入力処方の調査から－．精神医学 1987; 29:533-538.

□ 他科における向精神薬の投与状況（II）-内科領域における抗不安薬の調査から-．精神医学 1988; 30:1205-1212.

□ うつ状態が先行した悪性腫瘍の3例．九州神経精神医学1988; 34: 222-228.

□ Psycho-oncologyにおけるIllness Behaviorの重要性．JPOS News Letter 1988; 14: 10.

□ 癌患者の精神科コンサルテーション－61症例の依頼内容と検討－．九州神経精神医学 1989; 35:129-134.

□ 警告うつ病と悪性腫瘍の診断上の問題点．医学のあゆみ 1989; 150: 477.

□ 癌患者のコンサルテーション・リエゾン精神医学．九州神経精神医学 1989; 35: 203-219.

□ 入院患者のための精神的ケア－全人医療のために．東京：医学書院，1990，pp．1-325.

□ コンサルテーション・リエゾン精神医学のあゆみの中での諸問題．精神科治療学 1990; 5:497-504.

□ セネラル・メンタルナーシング－症例で学ぶ精神看護－．東京：南江堂，1992，pp．1-172.

□ 癌とストレス．教育と医学 1992; 40:68-73.

□ 入院癌患者のコンサルテーション・リエゾン精神医学的検討．平成5年度研究助成報告集（岡本記念財団） 1994; 6;129-135.

- □ 不安と解消するための病院めぐり－ドクターショッピング．現代のエスプリ 1996; 343:142-150．
- □ 慢性疼痛における心理的問題．現代のエスプリ　1996; 343:142-150．
- □ 書評「リエゾン一般医のための精神医学」．診断と治療 1999; 87:238．
- □ 書評，先端医学とリエゾン精神医学．松下正明（監），福西勇夫（編），総合病院精神医学．東京: 金原出版，1999; 11: 197．
- □ Aposematic depressive states- Five cases with depressive states preceding malignant tumors. Jpn J Gen Hosp Psychiatry 2000; 12: 152-159.
- □ 座談会「身体疾患患者にみられる抑うつ」を見逃さないために．今月の治療 2001; 9:1059-1074．
- □ コンサルテーション・リエゾン精神医学の現状，将来の発展のためのモデル．総合病院精神医学 2001; 13:1-7．
- □ 緩和ケアにおける実存的精神療法．内富庸介（編），緩和医療における精神医学ハンドブック．東京: 星和書店，2001，p.209-228．
- □ サイコオンコロジーにおけるINTERMEDの適用．JPOS News Letter 2002; 29:5．
- □ 書評「保坂　隆著：がんとこころ．テンタクル，2001」総合病院医学 2002; 10:423．
- □ 「第１２回世界精神医学会横浜大会に参加して－コンサルテーション・リエゾン精神医学を中心として－」．JPOS News Letter 2002; 31:8．
- □ リエゾン精神科医との対話．久保千春，中井吉英，野添新一（編）現代心療内科学．東京: 永井書店，2003，p.607-620．
- □ サイコオンコロジーにおける東洋医学的知識．保坂　隆（編）現在のエスプリ 426サイコオンコロジー．東京: 至文堂，2003，p.168-177．

□ 第16回日本サイコオンコロジー学会　一般演題Ⅲを終えて. JPOS Newsletter 2003, p.34. リエゾン精神科医との対話. 久保千春, 中井吉英, 野添新一（編）現代心療内科学. 東京: 永井書店, 2003, p.607-620.

□ 内科疾患とうつ病. 日本内科学会雑誌 2004; 93:186-191.

□ 自己超越性に関する文献検討. 総合病院精神医学 2008; 20:189-196.

著者紹介　**佐藤　武**（さとう　たけし）
昭和32年９月23日、唐津市生まれ（64歳）。地元の小中高校卒業。昭和59年３月佐賀医科大学卒（１期生）。医学博士、精神保健指定医、産業医。平成14年佐賀大学保健管理センター教授（兼、所長）。平成31年4月より九州大学キャンパスライフ・健康支援センター教授（現在に至る）。その間、2002年５月より、中国大連医科大学客座教授。2007年５月より、３か月間ニュージーランド・オタゴ大学医学部招聘教授。著書、多数。佐賀新聞社より、『医療からの学び-佐賀新聞「診察室から」20年間の軌跡-（平成30年11月）』『こころアレルギー（令和元年10月）』を出版。現在も佐賀新聞「診察室から」を執筆中。

挿し絵　中嶋稔（こころの風景画家）

がんと死の錯覚
～私の十年間・振り返り～

令和３年12月28日発行

著　　者　さとうたけし
発　　行　佐賀新聞社
製作販売　佐賀新聞プランニング
〒840-0815　佐賀市天神3-2-23
電話　0952-28-2152（編集部）

印　　刷　佐賀印刷社